ひとりでできる
アレクサンダー・テクニーク

心身の不必要な緊張をやめるために

PRINCIPLES OF THE ALEXANDER TECHNIQUE

Jeremy Chance
ジェレミー・チャンス
［著］
片桐ユズル
［訳］

誠信書房

Originally published in English by Thorsons,

a Division of HarperCollins Publishers Ltd under the title:

PRINCIPLES OF THE ALEXANDER TECHNIQUE

Published by arrangement with BODY CHANCE

※本書には著者の意向によるテキスト改変・写真の増補がなされており，原書HarperCollins版とは異なります。

謝辞

つぎのみなさんに感謝します。
わたしの母、モーリーン・チャンス、
ウィリアム・ブレナーとローズマリー・チャンス、
わたしの敬愛する先生、マージョリー・バーストー、
日本におけるワークの偉大な支持者、片桐ユズル。
わたしの生徒と訓練生のみなさんがこの情報を発展させてくださいました。
妻のジャルダーラのサポートがなかったら、わたしは一晩でくたばっていたでしょう。
そして、もちろんアレクサンダー自身。
彼がいなかったら、この本はなかったでしょう。

序文

ジェレミー・チャンスはアレクサンダー・テクニークの世界に対して重要な貢献をしてきました。それは彼が十五年間にわたって、国際的高級誌『ディレクション』の編集発行をつづけてきたことです。ジェレミーはまたオーストラリアにおけるアレクサンダー・テクニークにも重要な貢献をしました。それはオーストラリア・アレクサンダー・テクニーク教師協会を設立し、それの憲章をつくるにあたって、原動力となったことです。

この本によりジェレミーはアレクサンダー・テクニークについて思索し伝達することによって、アレクサンダー・ワールドに対する貢献をさらにひろげました。この本はアレクサンダー・テクニークの教師にとっては、その伝えにくいワークをどのように伝えたらよいかをコミュニケーションの専門家として示してくれています。同時にテクニークに関連する生理学と解剖学を明快に説明しています。

アレクサンダー・テクニークのことをあまり知らないが、もっと知りたいという読者にとって、この本は最も有益な説明として広く読まれるようになるでしょう。

簡潔でありながら、包括的にアレクサンダー・テクニークを位置づけし、テクニークの過程に対して解剖学的・生理学的な基礎をあたえ、レッスンを記述しています。レッスンは教師と生徒のあいだに起こる感覚的・運動的な伝達として他にくらべようのないものです。また学習者の自己観察の重要性が説かれ、テクニークの教え方についての流派のちがいも概観されています。

二十世紀の指導的思想家や科学者たちが公開の場でアレクサンダー・テクニークを称賛してきました。

ジョン・デューイはテクニークに対する称賛を惜しみませんでしたが、彼は二十世紀はじめのアメリカで教育と科学の哲学者として一時代を画したひとでした。ノーベル賞を受けた生理学者サー・チャールズ・シェリントンは一九三〇年代の演説で、脳がどのように筋骨格組織をコントロールするかについて、しろうとのF・M・アレクサンダーの理解にたいへんな感銘をうけたことを語りました。一九七〇年代には、ノーベル賞受賞の動物行動学者ニコラス・ティンバーゲンが受賞式での演説で、科学界・医学界に対してアレクサンダーの発見の重要性に注意をうながしました。

この本はコミュニケーションの名人によるアレクサンダー・テクニークへの特別な貢献となるでしょう。第六番目の感覚、筋感覚をとりもどし、心身のはたらきを良くすることの助けとなるユニークなアレクサンダー・テクニークについて、もっと知りたいと思う方々におすすめです。

理学士、医学士、哲学博士
デービッド・ガーリック
ニューサウスウェールズ大学スポーツ医学プログラム所長
アレクサンダー・テクニーク・インターナショナル公認教師

日本版への序文

一九九八年の夏のことでした、京都の暑さで汗まみれになりながら、この本を書きはじめました。その後、わたしは日本人のアレクサンダー教師と結婚し、子どもが二人うまれ、アレクサンダーの学校を東京、名古屋、京都ではじめ、この本の訳者、片桐ユズル教授の協力を得ました。わたしの居場所は日本です。というわけで、この本の翻訳が日本で出版されることは特別のよろこびです。

日本版では、日本の実情にあわせて英語版を大幅に改変しました。ひとつは、どのような発展があって、だれが教えているかとか、どのような異なった考え方があるかなどについての、多くの情報です。日本のアレクサンダー界はまだ狭いので、かんたんに歴史と見通しを持つことができます。

もうひとつのおたのしみは、英語版にはない四十枚の写真が追加されています。いままでに公表されていなかったアレクサンダーの写真もあり、これらはわたしがアレクサンダー・テクニークの国際誌『ディレクション』を編集していたときに個人的に集めたものです。また英語版にはありませんでしたが、索引をつけ足しました。

いまでもわたしはアレクサンダーの発見への旅をつづけています。この仕事は、自分で思い込んでいる自分ではなく、ほんとうの自分を見つけるためのものです。アレクサンダーはいいました。「みんながしていることは、自分でしていると思い込んでいることだ」。

アレクサンダー・ワークは教育のプロセスで健康を良くします。そもそも教育でありますから、するかしないかは自分の責任です。アレクサンダーの先生はやり方を示すことはできますが、それをするかしないかはあなたが決めます。先生の仕事はスポーツのコーチのようなものです――アドバイスをしたり、やり方を示しますが、試合をするのはあなたです。わたしたちの場合に試合とは「自分」について知ることです。心身の不必要な緊張なしに幸福で満足な人生へむかって、どう変わって、どう育っていけばよいかを、知ることです。

教師としてのわたしにとって目的のひとつは、生徒さんに自律的になってほしい、自分で発見をして、ひとりで育っていけるようになってほしいのです。これは特に日本でそうなのです。というのも日本ではまだ発展の初期の段階にあり、先生の数も少ないからです。日本には一億三千万の人口がありますが、いまこの本を書いている時点でアレクサンダー教師の数は六十を越すくらいでしょうか。もし運よく近くに先生がいれば、時間をたっぷり使ってクラスへ行くことができます。これは絶対におすすめします。しかし読者の大部分の方々は先生が近くにいませんし、アレクサンダーの本を読んでも、自分でどうしたらよいかは、わかりませんね。

というわけで、この本はあなたのために書きました。あなたは自分で発見ができると、わたしは信じています。第六章と七章ではアレクサンダー自身が自分の協調作用を変え、声をとりもどしたプロセスの概略を描いてみました。また、第二章のアレクサンダーの物語は、あなたがひとりで自分にはたらきかけるのを元気づけサポートするでしょう。さらにレッスンや教え方のスタイルについての章もあって、あなたが運よく先生を見つけられたときに、もっと役に立つでしょう。

しかしながら先生が全然不必要だ、などというつもりはありません。専門的なアドバイスがあれば、ずいぶん時間の節約になります。しかし先生につく前にできることはたくさんあります。そのあとで自分でできることはもっとあります。この本はガイドブックとして、レッスンの前と、あいだと、後に、使ってほしいのです。わたしがひとつおすすめしたいのは、合宿においでになることです——わたし自身も毎年ゴールデンウィークにしています。そこでお会いできるとうれしいです、というのもそこでの学習はわたしが知るかぎり最も力づよいものだからです。

もうしわけないのですが、わたしの日本語の読み書き能力はまだ貧弱なので、英語で質問いただければ、よろこんでお助けいたします。ひとりでアレクサンダーをするときにガイドがもっと必要でしたら、ご連絡ください。そのお役に立ちたいというのが、わたしの願いであり、生きがいなのです。

二〇〇六年四月

ジェレミー・チャンス
jeremy@alexandertechnique.co.jp

もくじ

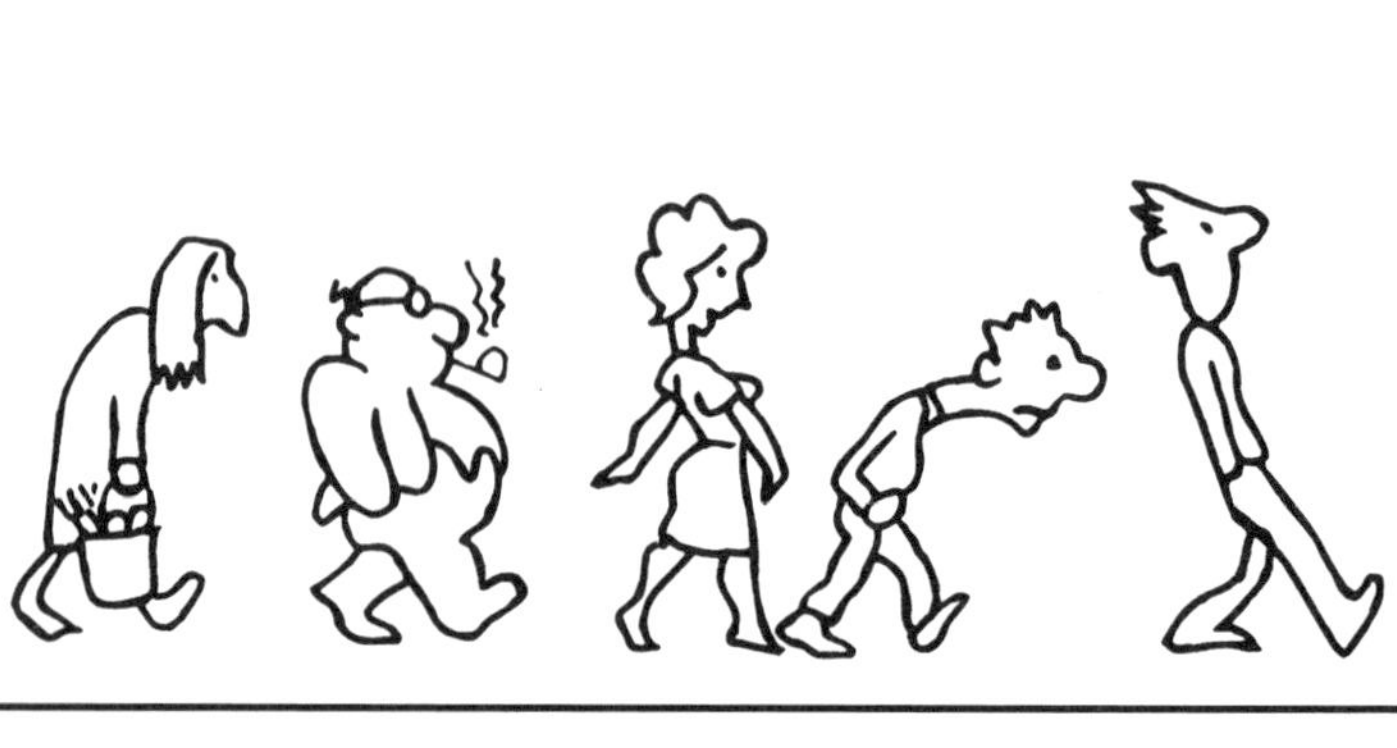

BUS
STOP

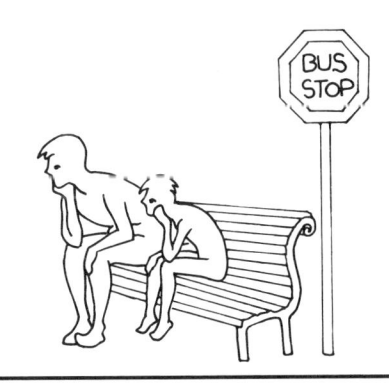

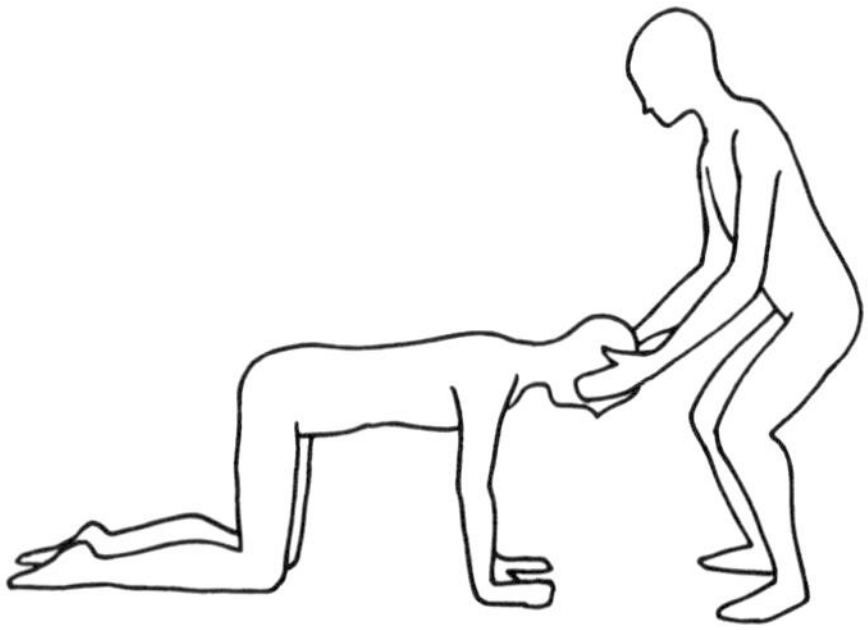

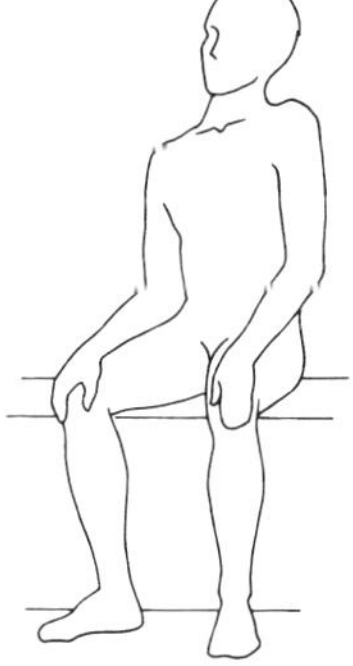

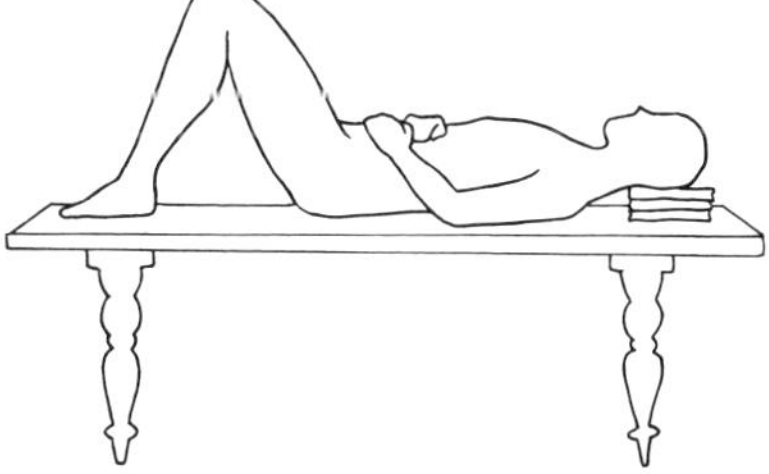

1

概　観
AN OVERVIEW

ひとに何をするべきか
いうことはできない
あなたのするべきことは
感覚することなのだから
F・M・アレクサンダー

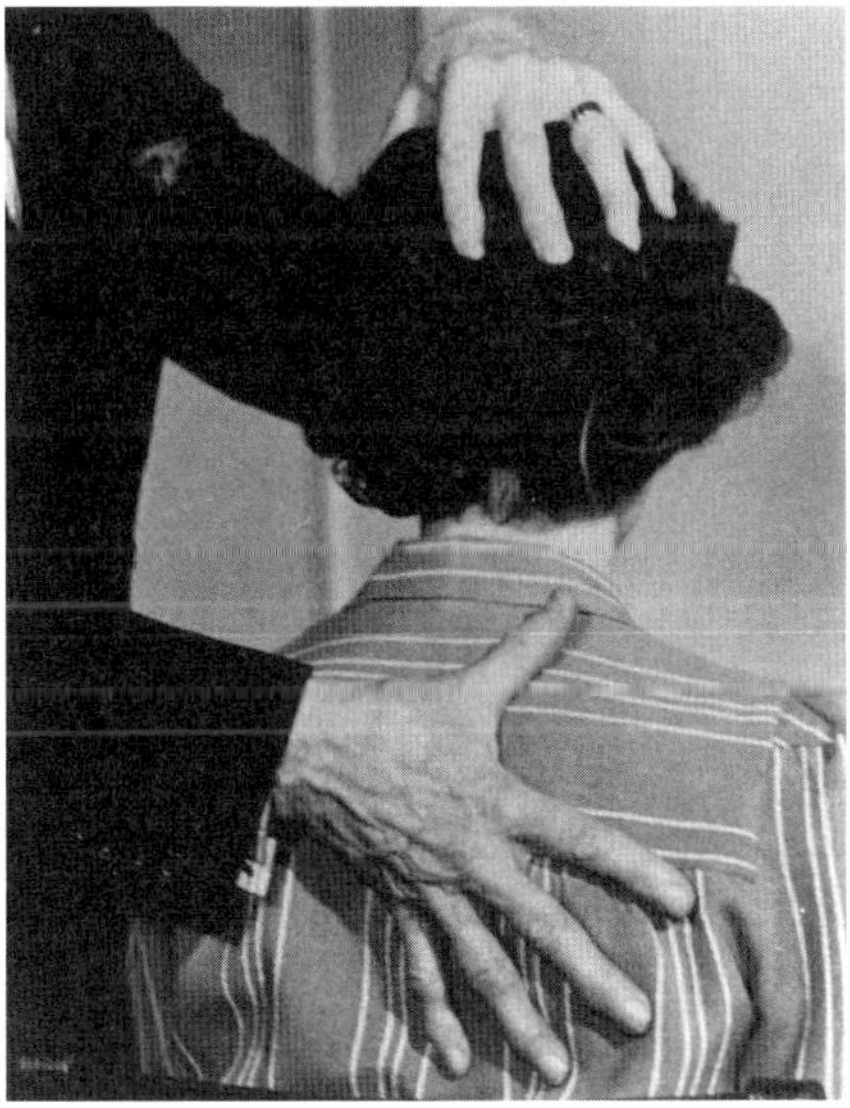

アレクサンダー・テクニーク、本当にかなりすごいものなのです。これはヨガのようなもの？　いいえ。指圧とか針灸のようなもの？　いいえ。心理的なもの？　いいえ。それじゃあいったい、何ですか？

オルダス・ハクスリーは、このワークを説明するたとえ話をつくりあげたことでアレクサンダー・ワールドで知られています。レッスンを経験せずにアレクサンダーの発見を理解したつもりになる、ということは盲人が赤色を認知した気になっているようなものです。意味をつくりあげることはできるかもしれませんが、それは経験の近似値でしかないのです。今世紀初頭の有名な演劇教師であるスタニスラフスキーは自分の生徒にこういいました。「理解するとは、感じることだ」。

アレクサンダー・テクニークは、とにかく「感覚」、新しい感じなのです。そして、なんという感動でしょう！　最初のレッスンを受けた後、あなたは、ずーっと何年も忘れていたような感覚をとりもどすかのようになるのです。足取りは軽やか、首はずーっと楽になるし。まるでネコのように軽やかに歩いているような気がするんですからね。しかも、アレクサンダーの先生がやっていることは、本来そのひとに備わっている協調作用を復権させるだけのことなんですから。

このテクニークを勉強するひとみんなを不思議がらせる最初のことは、「新しいことは何も学ばない」ということです。あなたが学習することはみな、始めるまえから知っていたことなのです。ただ、自分が知っていたということを知らなかっただけのことなのです。混乱してきましたか？　それでいいのです。それがアレクサンダーをやってはじめて経験することなのです。それに慣れてください。実は「新しい」ことを何か学習しようとしても、あなたの進歩のさまたげにしかなりません。

「努力とは、自分がすでに知っていることを強化することでしかありません」（アレクサンダー）

あなたに学んでもらいたいことは、あなたのもっているものが無になることなのです。それはたいしたことではありません。あることが無くなるとしたら、なにがのこりますか?

わたしが大好きだった大切な先生、マージョリー・バーストー（通称マージ）は、わたしにいつもこういって思い起こさせてくれました。


「ほしいのは、ちょっとばかりの無なのです。

あなたがたの問題は何か特別なものをもとめようとすることです。

その特別なもの、というのは実は習慣をほしがっているということなのです」（マージョリー・バーストー）

アレクサンダーの発見は、わたしたちの緊張する習慣に関することでした。それは、わたしたちがやる必要もないのにからだがすでにやっていることを発見することでした。アレクサンダー・ワークの主要な前提が、ほとんどの教育制度と相容れないところは、「何かが誤っているとすれば、わたしたちがしている何かが誤りの原因なのだ」という主張にあります。「自分がやっていることを探しだし、それをやめなさい」というわけなのです。


そうすれば、アレクサンダーが好んでいってるように、「正しいことは自然に起こる」のです。

ですからアレクサンダー・ワークは、脱学習にかかわることなのです。あなたが自分のからだに対する気づきを高めていくことによって、自分が不必要な緊張を引き起こしていることを即座にその場で見つけていくのです。

硬い首をしてわたしのところに来た生徒がいました。彼はそのせいで仕事に集中できず、頭痛をかかえていました。彼はあらゆる試みをしました。あれこれいじくりまわされたり、マッサージを受けたり、体操したりしました。とにかくなんでもやってみたんです。ですが、このものすごい努力のわりに、頭痛からの解放はつかのまのことでした。最初のレッスンで彼が自分の苦難物語をとうとうと語る様子を見て、彼がやってみたことがなぜ何もうまくいかなかったのか、私にはぜんぜん不思議ではありませんでした。話しているあいだじゅう、彼の首は動きっぱなしで、決して休まることはなかったのです！　これ以上に暴力的で明白なことはありません。彼はひっきりなしに、こきざみに収縮しながら、ひとつひとつの言葉、呼吸を強調していたのです。問題は真っ昼間の光のようにはっきりと見てとれました。しかし彼は自分の世界の見方を見つめるのに没頭しすぎていたのです。

これがアレクサンダー・レッスンがすすめられていく様子です。まるで自分の目玉の後ろにまわって行って、自分が世界をどのように見ているかを、見に行くみたいですね。立ち止まり、自分の頭にスペースをつくり、ほかに方法はないか考え、自分の問題について思慮深く、自覚的な反応を起こさなくてはなりません。しかしスローダウンしたり、立ち止まったりすることによって、このひとはほとんど気が狂いそうになりました。彼の緊張にはより深い原因があったのです。大きないらだち、「何かを得たい」という渇望、その渇望こそが彼のからだが感じていた圧倒的緊張の原因だったのです。

わたしは、アレクサンダー・レッスンがすべての救済となるなどと主張するつもりはありません――そんなことはありえません。先生のなかにはそう考えているひともいますが、わたしはそう思いません。わたしも昔はそう考えていました。ですが、二十年間教えてきて、見えてきたのですが、行動パターンの変化は、動きのパターンを観察することによってしか起こらないのです。わたしの生徒のなかに、長年、お父さんから虐待を受けてきたひとがいます。彼は、男性らしくあれと、父性愛の名のもとに、棒で殴られ、傷つけられ、押しつぶされてきました。彼は永遠の警戒態勢にありました。父親がいつ後ろから近付いてくるか、その気配をいまだに感じつづけていたのです。子どものときはいつもそうでしたから。父は彼の耳を強く殴り、こわがる息子がおびえて泣きながら走り去っていくのを、こっけいに思っていました。

レッスンは、彼の運命を大きく改善しました。しかし彼の人生に対する深い緊張の核心には決して触れることはありませんでした。レッスンによって助けられたこと――これがアレクサンダーのアプローチの長所なのですが、それは彼が問題に目覚めたということでした。座ったり、歩いたり、立ったり、話したりするという単純なことをやっている自分を密接に観察することによって、彼がゆっくりと浮かび上がらせていったこととは、この深刻な恐怖のパターンだったのです。レッスンは、その恐怖を解消することはできませんでした。解消にはまったく異なった種類のワークが必要です。しかし、レッスンのおかげで彼ははじめて恐怖の存在を認知できたのです。そしてそれによって彼はそれまで決して解せなかった状況とか反応を理解するようになりました。

したがって、アレクサンダー・ワークの範疇でないことといえば、それはセラピーとかカウンセリング・

テクニークのことです。また、治療でもありません。たしかにワークのおかげでとてもとても気持ちよくなることはあります。しかし、アレクサンダーではあなたは生徒であり、患者ではありません。あなたはレッスンにいくのです。これはアレクサンダーの教師がとても重要視しているところです。というのも生徒は、このワークをセラピーとごっちゃにしてしまいがちだからです。その理由はいたってかんたんです。アレクサンダー・ワークは確かにいろいろな病気を「なおす」ことをしてしまうからです。

アレクサンダー・レッスンのおかげで良い方向に改善した状態は、リストにするのもはばかられてしまうほどあります。わたしのことばでいうよりも、ニコラス・ティンバーゲンが一九七三年に行なったノーベル医学賞の受賞演説から引用するほうが適切でしょう。彼と彼の妻と娘さんの三人がそれぞれ異なった先生からレッスンを受けたことについて発言していますが、アレクサンダー・レッスンには目覚ましい治癒的効果があるという証言です。

「……わたしたち二人ともすでに幅広い領域で驚くほど良くなったことに気づき、驚きは増すばかりでした。血圧、呼吸、眠りの深さといい、なんとなく気持ちが明るくなったこと、頭がすっきりしたこと、外部からのプレッシャーに対する抵抗力といい、さらに弦楽器を演奏するというような高度な技術にまでその効果がおよんでいたのですから」（ニコラス・ティンバーゲン）

しかし、こうした利益は、レッスンの目的とは異なっています――こうした利益は、全体的プロセスを踏んだ結果にすぎないのですから。

「ある部分に問題が生じるのは、有機体全体に問題があるからなのです。その証拠に、手順を踏んでいけば特定の欠点は根絶されます」（アレクサンダー）

全体的プロセスとは何かということは、第二章と第四章に述べてあります。そこには、F・M・アレクサンダー自身が自分のテクニークを開発させるにいたった自分のプロセスと、アレクサンダー・レッスンについての説明が書いてあります。

この情報を使って自分だけで実験が行なえる方法については、第三、第六、第七章に書いてあります。第五章では教え方、流派のちがいによって、アレクサンダー・レッスンがいかに異なった経験となるかを紹介してあります。

アレクサンダー・レッスンにおいて学ぶことは、自分自身をどのように使うか、日常生活のなかで、どのようにからだの動きを協調させていくか、ということなのです。「使い方」というのは、アレクサンダーが特定の意味で使った用語です。そこに含まれてくることは、あなたの自分全体、すなわちからだ、ことば、こころを、協調させている仕方です。アレクサンダーが初期のころに気づいたこととは、からだをただの「からだ」とだけ考え、心をただの「こころ」とだけ考えることは妄想である、ということでした。「使い方」をもうすこし詳しく、彼の意図したように説明すると、「自分の心理的・生理的使い方」ということでした。この本のなかで、「使い方」「協調作用」ということばを使うときはわたしも、おなじ意味で通すつもりです。

実用的側面だけでなく、アレクサンダーの仕事には全体的・概念的枠組みがあり、それは何にもまして、実践的な生き方の哲学なのです。「常識を組織化したものだ」といってのけた生徒もいました。アレクサンダーの見解は、宗教的でもなければ、霊的でもありません。アレクサンダーそのひとがそうであったように、まったく実際的なものなのです――アレクサンダー自身が、十年ものあいだ、鏡の前で骨身を惜しまず自分自身を観察するという研究を行なったと聞いたらわかるでしょう！　そういったそばからつけ加えてなんですが、宗教的世界観とアレクサンダーの発見の両者には共通性もみられます。アレクサンダーはいい

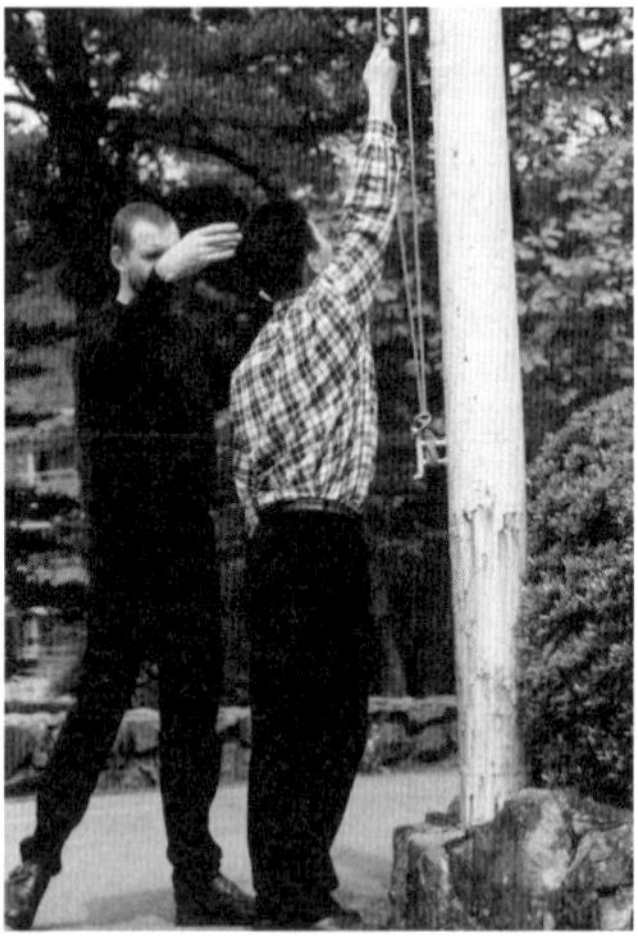

ジェレミーと生徒
アレクサンダー・レッスンにおいて学ぶことは、自分自身をどのように使うか、日常生活のなかで、どのようにからだの動きを協調させていくか、ということなのです。〔写真　多田明弘〕

ました。

「宗教的世界観の本質とは、宗教だけを小部屋にとじこめておくわけにはいかない。宗教は『日常の仕事』『あたりまえの仕事』をつねに根底からささえる指導原理であるのだ。したがって、この生き方の原理を日常の活動のなかに取り入れても、こうした諸活動をするなかで注意力を失うことはありえない」(アレクサンダー)

あなたはレッスンをとおして、この「生き方の原理」を理解していくことでしょう。あなたがクリスチャンであろうと、仏教徒であろうと、ヒンズー教徒であろうと、ムスリム教徒であろうと、無神論者であろうと、不可知論者であろうと、なんであろうと、それはほとんど関係なしに、アレクサンダー・ワークは応用できます。あなたの信念をくじくことはありません。それどころか、たぶん強化してくれるでしょうね。アレクサンダーの発見は、ごく簡単に要約することができます。あたえられた刺激に対するあなたの心と体の反応を変えるための実用的なテクニーク、です。

「変化するには、ひとの一生の習慣に抵抗するような決断が要求される」(アレクサンダー)

ここには、道徳性というものは存在しないのです。アレクサンダーの哲学には道徳的反応と認められるような規範はまったくないのです。長年アレクサンダーの仕事のスポークスマンであったウィルフレッド・

バーロウ博士はこう主張してきました。「あなたが泥棒なら、このワークはあなたをより優れた泥棒にするよう作用せざるをえないんだ」と。アレクサンダー・ワークのなかで好ましい反応として判断される基準とは、ただ単純に、あなたにできるだけ危害をあたえないようなもの、あなたの健康と幸福を促進するようなものでしかないのです。それほどに単純なものなのです。

レッスンはあなたを幸福にしてくれるでしょう。それがかなってしまうのは、あなたがからだに感じているプレッシャーを文字通り「軽く」してくれるからです。最近では感情とからだの緊張との相関関係を疑うことはなくなりました。アレクサンダー・ワークはあなたの感情的ジレンマの相談にはのってくれませんが、それがあなたのからだにあらわれていることに気づかせてくれます。あなたの信念の結果を判断するように助けてくれます。

「信念とは筋肉の活動だ」(アレクサンダー)

レッスンのあいだ、先生はこのことを手を使って教えてくれます。これは第四章でくわしく説明されています。手であなたに触れるワークは、あなたのレッスンの中心的役割を果たしていきます。それなしではあなたは自分の習慣に気づくことはできません。自分ひとりだけで習慣を感じとろうと努めることは、青色の背景に青色を見ようとするようなものでしょう——それは不可能ではありませんが、非常に困難なことですね。レッスンのなかで先生に手をおいてもらうという場面がでてきますが、そこであなたの協調作用の全体像は変化します。その変化のなかで、あなたの習慣的な使い方がきわだって見えるようになるというわけです。

いわゆる「決定的瞬間」が、あなたのレッスンの大部分を占めることになるでしょう。これは、アレクサンダー的見方に入るカギとなります。人生には刺激が存在し、そしてそれに対してたいがい即時に反応してしまうものです。アレクサンダー・ワークは、このようにぎゅうぎゅうに編み込まれた体の使い方をこじあけようと模索させます。そして隙間ができたところで、意識的気づきと考えの小さなスペースを差し込ませるのです。アレクサンダー・レッスンで学んで、その瞬間にメッセージを差し込むことを「方向づけ」といい、それは、主にあなたの頭、首、胴体、手足を協調させる仕方に関係します。

こうした「方向づけ」は上手に適応された場合、かならずある基本的なことが起きます――楽になる、ということです。物事が最小限の緊張、最小限の努力によって成し遂げられるようになります。これに対する感情的事実とは、怒りながら楽でいることは不可能でないとはいえ、非常に困難であるということです。「緊張のない怒り」は、撞着《どうちゃく》語法（両立しない言葉を組み合わせて修辞的効果をあげようとする語法）です。怒りは葛藤であり、葛藤は緊張ですから。したがって、このようにレッスンにみちびかれて自分の人生の倫理的問題に直面するようになっていきます。あなたは自分が不健康な精神状態へ入っていくのを見てしまうでしょう。その理由は単純に、自分の首が硬くなっていくのを感じ、足が痛みはじめる、などいろんなことを感じはじめるからです。さあ、どうしましょう？

レッスンが進んでいくにしたがって、アレクサンダー的「方向づけ」を応用しながら、今ある状態にとどまることはできないのを発見していくでしょう。自分の状態を受け入れ、それを変えようとするのをあきらめるか、自分自身を説得して変化をもたらす手段を発見するかのどちらかしかなくなってしまうでしょう。バランスを崩した感情的状態をなんとかするために、アレクサンダー的「方向づけ」を自分に応用するにあたって、最初に出会う危険、とはこのことなのです。この種のアレクサンダー・ワークの応用には、大変な注意が必要です。アレクサンダーの発見を自分に応用していくうちに、こういった微妙なレベルに行きあたってしまったら、どうぞ、腕のいいセラピストのワークを受けてください。大きな恩恵を受ける可能性があります。そういうセラピストなら、あなたがアレクサンダー・レッスンで認知した自分の思考や感情のパターンを処理するのを助けてくれるでしょう。

このワークの範囲といったら、息をのむほどの広さです。あなたの側に本当に見わたす気持ちがあればですが。ただし、感情的困難に対応することに関しては、アレクサンダー・ワークは、乱用される危険も大きいといえます。ひとによっては、——アレクサンダーの先生のなかにもそういうひとたちがいますが、アレクサンダー的方向づけを利用して、自分自身を解放するのではなく、自分の感情を隠し、マスクをつけてしまうのです。わたしの言葉では、そういうひとは「アレクサンダー・ロボット」です。そういうひとたちは、どこかうそくさい、「とってつけた感じ」がするものです。「方向づけ」をしている自分がこんな感じなら、あなたはアレクサンダーが意図したようにはワークを応用していないことになります。すべてのテクニークには誤っていく可能性が備わっています。

新しい技術を学びはじめるときはいつも，最初はちょっとぎくしゃく感じるのはあたりまえですが，わたしがここでいっているのはそのことではありません。これは，アレクサンダー・レッスンのより進んだ段階における乱用についての話なのです。この場合は，自分のからだに緊張を加えています。「それを解き放つ」のではなく，また「なるようになる」のでもなく，もともとあった緊張の上に新たな緊張パターンをのっけて，この新しいパターンを「歯ぎしり」しながら「維持する」ようなことをいってるのです。モーシェ・フェルデンクライスという，アレクサンダーの発見を部分的に参考にして，自分自身の動きのシステムを開発したひとは，「ほうきの柄を背中にはりつけたようなアレクサンダーの先生たちもいますね」と言いました。彼らは硬直してみえたのです。「正しく」しようと意気込んでいると，わたしがいっているような罠に陥ってしまうことはいとも簡単です。

やや高度すぎる領域に入ってしまったようで，ちょっと混乱しますね。このへんでやめましょう。この本の目的ではありませんから。この本は，あなたが初心者であるのを前提にして書いてあります。レッスンを受けてみるつもりなら，この本は，先生をどうやって見つければよいのか，どんな種類のレッスンに出会うか，先生はあなたに何を期待するか，についての参考となるでしょう。すでにレッスンをはじめているひとにとっても，この本は役に立つでしょう。最初は多くの生徒がレッスンによって混乱しています。この本はいわゆるＦＡＱ，頻繁に尋ねられる質問の小さなファイルのようなものです。そのような形態で書かれたわけではないのですが、読者は、読み終えるころには、自分の疑問のほとんどが答えられていると思うでしょう。それでも疑問が残るようなら、どうぞレッスンを受けてください。

冒険的で独立心旺盛なひとなら、自分自身で実験するためにこの本を使えます。先生が近所にいない場合もあります。第七章には、アレクサンダー自身の研究を反映した一連の実験を並べました。それらは困難であるため忍耐と生真面目さ、集中を要します。実験をやったところで、どこかに到達できるという約束をすることはできません。それどころか、はじめる前よりもむちゃくちゃな状態になりかねません！ すみませんね、でもアレクサンダーは天才だったんです。天才の方法にしたがうには天才が必要です。そうでなければ実質のある技術的な援助が必要です。

こうした実験を自分だけでやるよりもっといいことは、レッスンを何回か受けた後で実験をやってみるということです。これが、実験を取り入れてみたわたしの本当の理由なのです。それをしてみれば、ワークに対するあなたの理解を深めるのに、役に立ってくれるでしょう。そして、疑いが出てきたら、いつでも先生に相談することができます。

アレクサンダー・レッスンを受けることは冒険です。わたしはそれをこの本に反映させようとしました。たいがいのひとがアレクサンダーを「ボディ・セラピー」として考えますが、実はそれとはまったく異なっているのです。ラベルを貼りたければ、このワークは、自分の心にかかわってくるもので、思いがどのように自分のからだに作用しているか、またからだがどのように思いに作用しているか、を扱っている、とかなんとかいってください。アレクサンダー・レッスンはあなたのからだの部分からはじまりません。あなたの考えからはじまるのです。というわけで、第三章「動きの生理学」では、わたしたちのこころがからだの生物学的レベルにどのように語りかけるかを見ていきます。しかしその前に、このワークがどのように生まれたかを見てみましょう。

2

アレクサンダーの物語

ALEXANDER'S STORY

わたしの経験は，
これまで「発見されていなかった」国へ
探検者をみちびく道標であるとして
評価される日が来るかもしれない。
それは，忍耐強く観察力のある
開拓者に対して実りある研究への
無限の機会をあたえる経験となる。
F・M・アレクサンダー

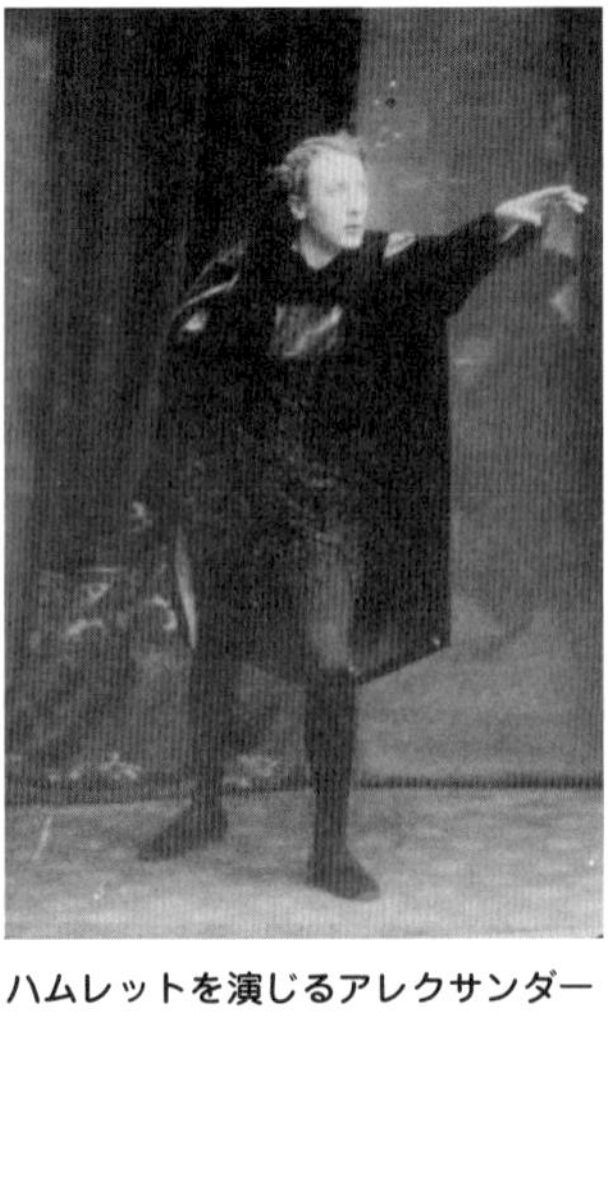

ハムレットを演じるアレクサンダー

「きみが演技していると、あえぎながら息を吸いこんでいるのが聞こえるんだよ」。なかよしの友人がアレクサンダーの演技に何気なくふれたことがことの発端でした。

アレクサンダーは悔しくなりました。かなり見栄っぱりだった彼は、このやっかいな癖を避けていることで得意になっていたのですから。これは、当時ビクトリア時代の「演説口調の俳優」のあいだでは非常に一般的な癖でした。

§2　アレクサンダーの物語

しかし事態はだんだん深刻になっていきました。やがて問題はこれにとどまらなくなってきました。彼が人気のあったシェークスピア劇を演じながら、あえぎ声をあげていたのはもちろんのこと、ひどいときには声が完全に出なくなっていました。アレクサンダーは、わらをもつかむ思いでいろんなところに助けを求めました。これが一八〇〇年代のオーストラリアで起こったことではなくて、もしロンドンで起こったことであったら、アレクサンダーは、ロンドンの有名な弁論術の先生であるフォガーティに出会っていたことでしょう――そうなっていたら、今日アレクサンダー・テクニークは存在しなかったことでしょう。わたしたちにとって幸運なことに、アレクサンダーは新しく興りつつある国の荒削りで混乱した世界のなかにいました。そこでは自分のことは自分でしなくてはなりませんでした。

当時植民地だったオーストラリアは闘争的パイオニア精神に満ちあふれ、はじめて独立国家への想い入れが渦を巻いていました。そうした気運のなかでは、伝統を捨て、革命的アイデアをつくりあげるのは可能でした。――アレクサンダーは実際にそうしていたのでした――演劇のスターとして国際的に認められるようになりたい、という決意に燃えていたのです。十歳のころ、スコットランド出身のロバート・ロバートソン（一八五四―八八）によってソネットや芝居が紹介されて以来、彼は情熱的にシェークスピアを追求してきました。若きマサイアス・アレクサンダーは、一八六九年に生まれた僻地のウィニヤードの燈台から外洋をながめ、彼のことを「狂人フレッド」とあだ名したこの時代遅れの町からどうやって脱出しようかと思いめぐらしていたのです。――火のミューズよ、あなたはもっとも輝かしい発明の天国へとのぼっていくだろう！……。

彼は、出身地であるタスマニア州の錫鉱《すず》山で働きました――十六歳のころからそこで事務をしました。そこでお金をためて、国際的な都市メルボルンへと移りました。そこで、何カ月もしないうちに彼は俳優として仕事をはじめました。精力家であった彼は自分の劇団を創設し、いろんな仕事につきながら、ビオラを練習し、演奏しました。だんだん売れっ子になってきたころに――あえぎながら呼吸していることが気になりはじめました。それからまもなく、彼の声はかすれはじめました。

仕事の契約もたくさんあったし、野心もあったアレクサンダーですが、その開花しつつあったキャリアは、声の喪失という手におえない問題のために、芽の段階で摘み取られてしまうのでしょうか？　アレクサンダーは、彼の最良の本『自分の使い方』（*The Use of the Self*）のなかの「テクニークの発展」という章でこの物語を書いています。それはこの人生の危機の時点からはじまっています。

「クライマックスは、ことさら魅力的でしかも重要な契約の申し出を受け取ったときに起こった。わたしは正直それを受けるのがこわかった」（アレクサンダー）

自分のキャリアを維持できることを期待して、彼は医者のアドバイスを実行してみることにしました。

「数日後にわたしは、医者のいった通りにうまくいくだろうと思って安心するようになりました。で

きるだけ声を使うことを最小限にとどめておくうちに、わたしの声のかすれは徐々に減っていきました。公演の晩になると、声は全然かすれなくなっていました。しかしプログラムの半分まで来ると、声はまたもや最悪の状態に陥っていたのです。そしてその夜が終わるころには、かすれがあまりにひどくて、ほとんど話せなくなっていました」（アレクサンダー）

天才のひらめき

そこである洞察が起こりました。この洞察によって、アレクサンダーは二十世紀の偉大な思想家と肩をならべるひとに昇格してしまったのです。なのに、この洞察はいたって単純なことだった、というのですから衝撃的です。ニュートンが「どうしてりんごは落ちるんだろう?」という疑問をもったのと同じことです。アレクサンダーは彼のジレンマを内省し、不思議がりました。

「声を休めたときだけ良くなっているのはどうしたことだろう?」（アレクサンダー）

「わたしがあの晩、声をつかうときに何かしていた、その何かが問題の根源であると考えるのが妥当ではありませんか?」。彼は医者にたずねました。でもそれは何だったのでしょう? 医者にはわかりませんでしたが、それを率直に認めました。医者は、そう考えるのは適切だと思うといって、アレクサンダーに賛成しました。すぐにアレクサンダーは鏡の前で、ふつうに話しているときと、朗唱しているときの自分の協調作用の違いを比較してみることにしました（第七章の「後ろと下へ」を見つける、を参照）。

「わたしは自分がやっていたことのなかでも特に、三つのことに驚いてしまいました。朗唱をはじめるやいなや、わたしは頭を押し下げ、喉頭をおしつぶす傾向がありました。そして、口から息を吸い込んでいたために、あえぎ声を出していたのです」（アレクサンダー）

この発見は励みになりました。これが朗唱のときにしていることで、それをなんとかやめることができたら、彼の声はよくなるのではないでしょうか。そこで、アレクサンダーは困惑してしまうようなジレンマの数々のはじまりに遭遇したのです。ジレンマは彼の十年間の探究に一貫して存在し、彼は鏡の前で一日に何時間も実験することになりました。

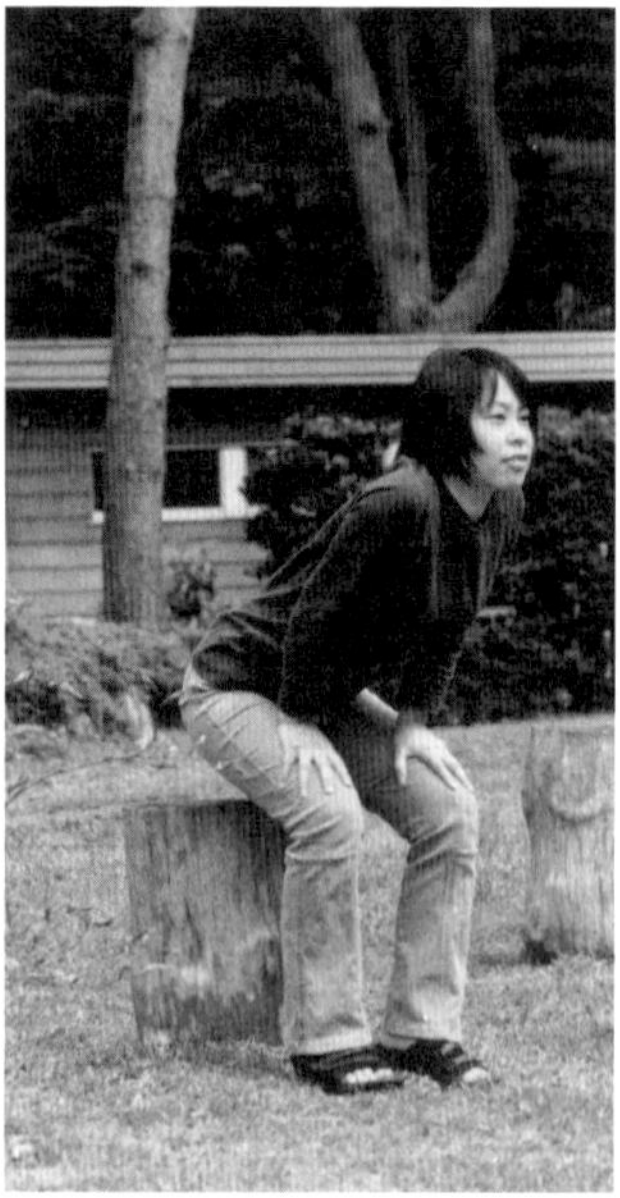

立ちつつある生徒
わたしたちが立つときは，たいてい首を硬くして頭を後ろに引きます。これをしないでいられるか，やってみてください。〔写真　多田明弘〕

かんたんな実験

アレクサンダーの最初の困難を理解するために、この挑戦を受けてみてください。

▼首を硬くしたり、頭を後ろに引かないようにして、イスから立ち上がろうとしてください。

わざと頭を前へ押したらできるかもしれませんが、それでは意味がありません——首を硬くしていることにかわりはありませんね。ここでのカギは、新たにつけ加えるようなことは何もしない、ということです。あなたのしていることのなかには、首を硬くしていたり、頭を後ろに少し押していることがある、ということですが、それを単にやめてみることです。それをやめられるかどうか試してください。この実験を正直にやれば、アレクサンダーが発見したそのままのことを発見することでしょう——できないのです。あるいは、できそうにもないように思えます。アレクサンダーの場合、自分がどのように考えようと、どんなにがんばってみようと、首を硬くしたり、頭を後ろに押すことをやめられなかったのです。これに対して何をしたらいいのでしょう？

多くの場面で、わたしたちはこのような困難に直面した経験があります。「ダイエットしたい」「アルコールをやめたい」「チョコレートを食べるのをやめたい」などです。わたしたちがどんなにいいことを考えていても、アレクサンダーがそうであったように、自分がやるべきこととは正反対のことをやりつづけてしまうではありませんか。アレクサンダーはキリストの十二使徒のひとりである聖パウロの観察を、好んで引用していました。

「すなわち、わたしの欲している善はしないで、欲していない悪は、これを行なっている」(ローマ人への手紙、七：一九)

これは太古の昔からあった問題であり、アレクサンダーの発見がなぜ今日発展する必要があるかを暗示する最初の告知であります。すでにアレクサンダーが実験しはじめてから一世紀以上も経っており、亡くなってからも五十年以上になります。

方法論

アレクサンダーは「観察し不思議がる」という部類の科学者で、「実践があってから理論を組み立てなさい、決して理論から入って実践という順番にしないように」とつねに生徒にいいつづけた経験主義的思索家でした。これはささいな点に見えるかもしれませんが、アレクサンダーのアプローチのかなめとなります。彼は自分自身を観察し、自分の見たものについて考えてから、それに対する納得のいく説明を見つける、というかたちで学んでいきました。

そこで、彼は鏡のなかにこうした三つの傾向を見ました(二〇ページ参照)。彼はこれが自分の声の困難の原因かもしれない、と察しました。でも、この情報をもって自分の頭を後ろに押さないようにしても、それは実現できませんでした。

それでは次に彼は何をしたでしょう？　答えに近づくどころか、かえってそこからますます遠ざかってしまったのです。それで何をしたかというと？　ただただ、観察をつづけ、不思議がることをつづけたのです。これは、今後も直面する多くの問題の最初のひとつでしたが、彼のやったことはいつも同じでした。

「持続させる以外にやれることは何もない。わたしは何カ月もかけて我慢づよく実験した。これまでそうであったように、成功もしたし、失敗もした、でも大きな覚醒というものはなかった」（アレクサンダー）

したがって、わたしたちにとってダイエットしたり、アルコールをやめたり、チョコレートを食べるのをやめたりするのがどうして困難なのでしょう？　それだけが問題ではないのです。それは問題の一面にすぎないのです。それはわたしたちにもっともはっきりと見える面なのです。わたしたちの気づいていないところで、わたしたちの行動にはより深い原因があるかもしれないのです。それはわたしたちが簡単に変えようとする試みでは、見落とされている部分です。さびしさから過食するかもしれない、そうすれば安心感が得られるから。タバコを吸うのはいらいらするから、あるいは安心して人づきあいできるから。そして、チョコレートは、以前しあわせだったころの味をもう一度再現してくれるし、わたしたちの人生から去っていった愛情深い大人たちを思いださせてくれるから、なのです。

広がる研究

アレクサンダーの場合も例外ではありませんでした。彼の見たものは、頭と首を後ろに押すのに連動して、自分のからだ全体がくずれている、ということでした。両肩が狭まり、またそれだけでなく、パフォーマンスに関係したすべての身振り、表情、演技などが、頭を後ろに下げるという単純な動きにからみあっていました。

「鏡で観察して明らかになったことは、わたしが朗唱のために立っているときに、こうしたその他の部分（両腕、両脚、ジェスチャー）をある種の誤ったやり方で使っているということでした。その誤ったやり方は、わたしの頭、首、喉頭、声帯と呼吸器の誤った使い方と同時に起こっていました。そして、わたしの有機体全体に不必要な緊張が起こっているのでした」（アレクサンダー）

これは、希望となりました。彼は、自分のすべてのからだの部分の全体的協調作用の問題であったもののうち、小さな部分だけを変えようとしていた、ということが見えてきたのです。実は自分の胴体を縮める動きをしていたせいで押し下げが促進されていたのに、ただ頭を押し下げるのをやめようとしても、無理な話でした。彼は頭を変え、胴体を変える、ということを「同時に」する必要がありました。しかし、彼はどのようにして胴体を動かすべきなのでしょうか？　それだけでなく、どうやって両腕と両脚を動かすべきなのでしょうか？　どうやって彼が感じていた全体的緊張を減らすことができるのでしょうか?!　これを考えると、アレクサンダーがずいぶん長年ついやして、これらすべてを理解しようと努力してきた理由がわかります。頭を押し下げることをやめる、という単純なことですら、彼は迷路におちいっていたのです。

「いったいどこからはじめろというんだ？　息をあえぎ入れていたことが、頭を後ろへ押し下げ、喉頭をおしつぶす原因なのだろうか？　それとも、頭を後ろへ押し下げることが、喉頭をつぶし、息をあ

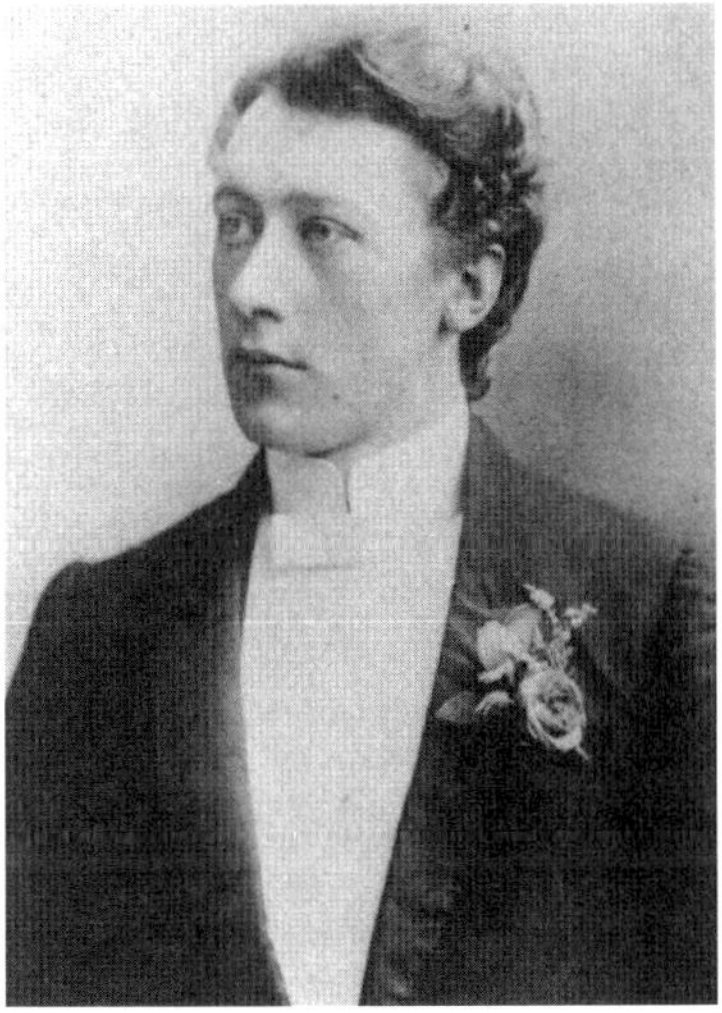

若き日のアレクサンダー
アレクサンダー，1894 年。このころすでに考えていたことが，のちになって当時としては革命的であったことがわかる。

えぎ込ませてしまうのだろうか？　あるいは、喉頭をつぶしていたせいで、息をあえぎ込み、頭を後ろへ押し下げてしまうのだろうか？」（アレクサンダー）

この長い期間に、アレクサンダーは、有名な「アレクサンダー的方向性」を考え出しました。それは第三章、第七章でより深く分析してあります。

パラダイム・シフト

一方、アレクサンダーの考え方にはより深い動きが進行中でした。それは革命的な見方で、その当時の既存の科学的・哲学的見解とは、完全に異なるものでした。彼は探究をはじめたころにこのように認めています。

「私自身、ほとんどのひとと同じように、『からだ』と『精神』をおなじ有機体の別個の部分であるととらえていたのです。そしてそのせいで信じていたのですが、人間の病気、困難、欠点は、『精神のもの』か『肉体のもの』か、どちらかに分類することができ、『精神』なら精神を専門に、『肉体』なら肉体を専門にあつかうことができるということでした」（アレクサンダー）

しかし、探究しているうちにはっきりしてきたことは、頭、胴体、両腕、両脚の複雑な協調作用の活動はすべて、自分がそれまで試みてきたようにばらばらにして扱うことはできない、ということでした。それらすべては、話すという刺激にいっぺんに反応してしまうということに彼は気づきました。ある「一部分」だけの「修理」ですむはずはなかったのですが、彼は問題をこのようにとらえていたわけです。彼が行きづまってしまったのも無理はありませんね。実はわたしたちはみんなこのようにいまでも考えています。「腰が痛い」とか「肩がこっている」とかいいますよね。しかし、アレクサンダーが気づいたことは、この種の考え方は幻想である、ということでした。こうした考えは、実際にものごとがどのように働くかには何のかかわりももたないからです。「わたしは痛い背中だ」といったほうが真実に近いのです。状況の真実とはそのようなものですから。「わたしである」というところからかけはなれて痛みをかかえる「背中」は存在しないのです。

アレクサンダーは自分の声帯をなおす、という立場からものを考えていたことに気づきました。声帯はまるで自分のほかの部分と切り離されているかのように考えていたのです。そして、自分自身を変えずにこれを変えられると思っていたのです。もちろん、よく考えたら、これはばかげた考えといえます。いったい、いつ声帯があなたでなくなるときがあるというのでしょう？　アレクサンダーが声の問題を持っていたわけではなかったのです。彼自身が声の問題だったのです！　要するに、彼はほかのことをする前に反応全体を変える必要があったのです。

彼はこれを「決定的瞬間」と命名し、ここで彼の探求は完全におもむきを変えてしまうのです。彼の考えにパラダイム・シフトが起こったのです。それは、現象がきちんと分割されているデカルト的宇宙からの解放運動でした。デカルト的宇宙は、現象をひとつひとつ個別に扱いますが、それにかわって、アインシュタインの相対性理論が縮図的にあらわしている現代的世界観が浮上してきました。アインシュタインの相対性理論では、時間と物質でさえも、つねに変化する関係性のなかにあります。他と孤立して存在するものは何もなく、ある領域に変化が起これば、他の領域にも変化がおよぶのです。アレクサンダーは、この考えを彼独特のまわりくどい文章で書いています。

「覚えておくべき重要なことがある。あらゆる活動において、ある特定の部分を使うということは、有機体の他の部分を使うことに密接にかかわりあっている。そして、様々な部分が互いに及ぼしあう影響は、これらの部分の使い方との関係においてつねに変化している」（アレクサンダー）

モビールの一部分を揺すると、すべての部分が動きます、どの一部分だけでも切り離して考えることはできません。現代のセラピストは家族をおなじように考えています――子どもが悪さをすれば、家族全体にその理由を見つけようとします。子どもの振る舞いは、ほかに起こっていることの反映ではないでしょうか?

アレクサンダーのからだに関する結論もおなじでした。たとえば膝の問題を、膝だけに限定することはできません。頭と首の関係にまでもどって、全体の流れを考慮して、膝の問題を理解する必要があるのです。

しかしアレクサンダーがこれを考えていたのは一八九〇年代のことであり、その当時としては、そのような考えは革命同然でした。彼はずいぶんと時代を先取りしていたのです。

行きづまる

このときまでに、アレクサンダーは、部分的に声をとりもどす程度には、自分のからだの協調作用をどのようにととのえればよいかをわかっていました。これらの発見を完全に実行することには失敗したものの、彼の症状にはある程度の軽減がみられた、ということに注目しておく価値があります。この軽減があったので、自分が正しい路線にのっていることが確認できたのです。自分の症状をやわらげたのは何か、そして何が症状を悪化させるのかに気づくことが、彼の実験をみちびきました。この軽減的アプローチをとおして、彼はだんだんと自分に必要なのは何なのかを理解していきました。これは、アレクサンダー・ワークの重要な健康の原理を示しています。すなわち使い方が機能に影響するということです。

アレクサンダーは、これまでに何年間か実験を続けてきました。それで、声のかすれが完全に消えたわけではありませんでしたが、ふたたび自信をもって演技できる程度にまで状態は改善していたのでした。平凡なひとなら、疑いの余地なく、この時点でやめて、俳優のキャリアにもどったことでしょう。でも、アレクサンダーは、凡人ではなかったのです。彼は、この新しい考えの仕方にすっかり魅了されてしまったのです。

「わたしに見えてきたのですが、これまでの発見が暗示していたことは、まったく新しい探究領域が開かれていく可能性なのでした。わたしはそれを探究したい、という欲望にとりつかれてしまったのです」（アレクサンダー）

アレクサンダーが直面しつつあった問題は、これまででもっとも驚くべきことでした。どのようにして協調作用をととのえればよいのかを彼はもう理解していました。今度はそれを実践に移すのです。それも、これをやっていて、うまくやっているつもりに感じていたのですが、悲しいことに、声はこれ以上には改善しないように見えました。彼も認めていますが、この段階で彼はすこしうぬぼれていました。そして、鏡も捨てており、もうこれ以上自分が学ぶことはないんだ、と思っていたのです。しかし彼の失敗は、何かが欠けていたということを示していました。アレクサンダーは次のように話しています。

「ここからわたしが疑ったことは、わたしは自分のしていると思っていたことをしていないのではないか、ということでした。そして、もう一度、鏡の助けをかりることにしました……わたしの疑いが正しいのがわかりました。そこで見えてしまったことは、縮めることを防止することと、長さを維持しながら同時に話すという積極的努力を組み合わせようとする決定的瞬間に、わたしは、自分の意図したようには頭を前と上へ行かせておらず、実は後ろに行かせていたのです。わたしは自分がしていると思い込んでいたこととは反対のことをしており、さらに、自分はこれをしなくてはならないと決定していたことども、反対のことをしていたという驚くべき証拠でした」（アレクサンダー）

これは、大きな問題でした。感覚としては自分はうまくいっていると思っていても、鏡の客観的証拠が、これと矛盾しているのなら、アレクサンダーは幻想に陥っているということでした。これなんです。これが、後に彼がひとに教えるなかで発見していったことなのですが、普遍的な幻想としてわたしたちすべてを悩ませているものなのです。

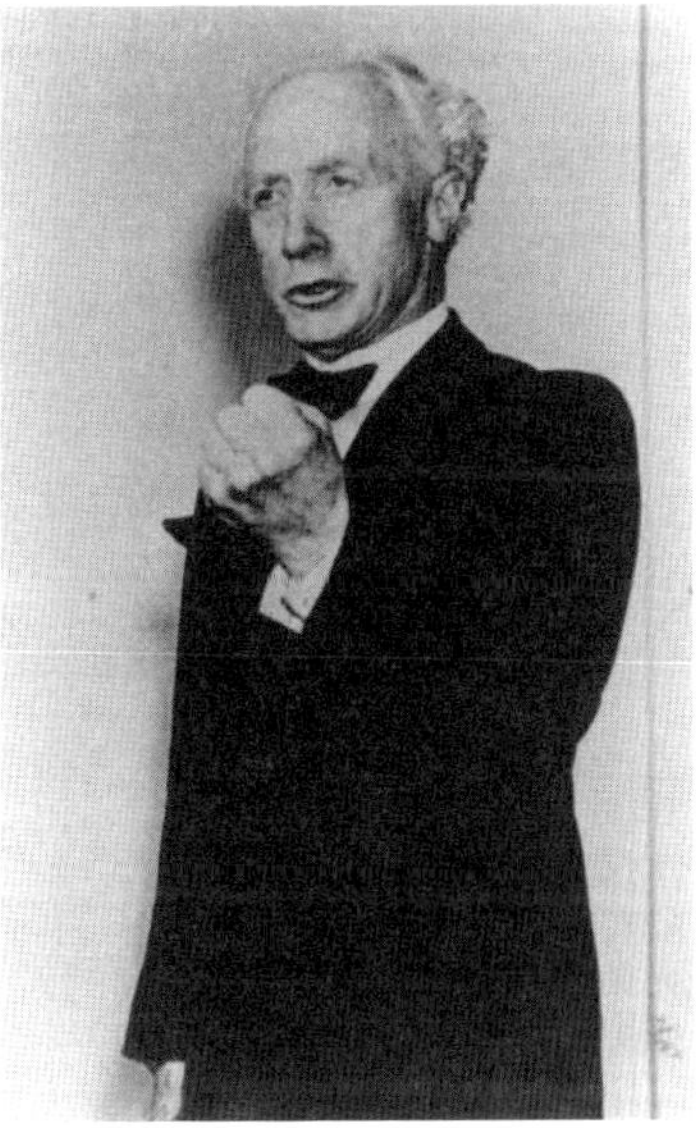

朗唱するアレクサンダー
アレクサンダーが長年かけて発見しようとしたことは，自分が朗唱するプロセスにおいて，どのようにしたら自分の協調作用を変えて，声を回復できるか，ということでした。

普遍的幻想

この点をわたしにもっともはっきりとわからせてくれたのは、わたしの先生であったマージョリー・バーストーでした。ある日先生はかんたんなコメントでいいました。

「緊張を加えても緊張を減らすことはできませんよ」（マージョリー・バーストー）

これを聞いたわたしは思いました。「そりゃあ、あたりまえのことじゃないか、別に目新しくもない」。しかし、自分自身やひとを観察しはじめてみると、突然気づいたんです。緊張を減らす努力のなかでわたしがやってきたことは、まさに緊張を加えていくことだったのです！

自分のことを思ってみてください、あなたは首が硬いと感じたらどうしますか？　ふつうのひとなら、おそらくは首を押し下げたり、のばしたり、一回転させてみたり、振ってみたりするでしょう――これらはみんな自分の首の緊張を増やしてしまう行動です。そのようにして緊張を増しながら、緊張を減らすことなどできるでしょうか？　固まった首をさらに固めて楽になろうなんてね。いっていること、おわかりになりますか？

アレクサンダーは、自分が正しいことをしているつもりで「感じて」いても、それとは正反対のことが起こっていたことを発見し、暗たんとしてしまいました。首が硬いときにストレッチするのは、わたしたちには自然な感じがします。しかしそこを立ち止まって考えてみると、それをやってあなたの緊張が本当に和らいだことがありましたか？　このように自分の感覚の妄想的側面を認識したアレクサンダーは、苦境に陥ってしまいました。

「まったく一杯食わされたとはこのことだ。行きづまっている人間がいるとしたら、それはわたしのことだった。ここで直面した事実とは、わたしの使い方の方向性について唯一の頼みの綱であった自分の感覚が、信頼できないということだったのだから」（アレクサンダー）

感覚があてにならないというのは、それほど変な考えでもないのです。神経症という現象は、アレクサンダー自身が自分のなかに見つけた現象の例なのです。わたしたちは、だれでも一度や二度、自分たちについてあらゆる種類のことを感じとってしまうひとたちに会ったことがあるはずです。彼らの感じとっていることが事実ではないということを、わたしたちはわかってました。たとえば男女の親密な関係は、こうした感覚の幻惑的な部分にもっとも遭遇しやすい状況をつくりだしますね。

わたしたちは、自分に対して暗い動機を誤って読みとってしまうひとのことを「パラノイア」といったりします。しかし「パラノイア」のひとにとっては、自分の感覚は本物なのです。彼らは自分の感覚を信用し、それにもとづいて行動し、その結果として自分がもっとも恐れていたことを招いてしまうことが多いのです。たとえば君は怒っているんだ、と不法にも責められると、いらいらしたあげく、しまいに怒ってしまうことがあるでしょう！　そこで、アレクサンダーはどうしたでしょう？

「したがってわたしは、自分の使い方の方向性を全面的に考えなおすことに長いことかかりました。『この方向性とはいったいなんだ？』』。わたしは自問しました。『わたしはそれにずっと頼ってきたわけだが』」（アレクサンダー）

方向性

アレクサンダーが自覚したことは、動きへの衝動は無意識によって突き動かされるというもので、それは当てにならない感覚と連動していました。この衝動が起こったのは、「朗唱するという思い」にほとんど反射的といっていいほど早く反応したことであるのを、彼は鏡のなかに見ました。そしてその反応は、過去数年のあいだに彼が綿密にリストに列挙したあらゆる使い方の誤った状態をひきおこしていました。それは、まずいのはちょっとだけで、ほかは大丈夫というようなものではありませんでした。あらゆることが起こってしまい、しかもそれは一瞬のことでした。したがってこうした理由から、彼は次のように言っています。

「わたしの結論は、自分の声を使うという刺激に満足に反応することができるようになるためには、わたしは自分の時代遅れの本能的な（筋道だっていない）方向性に代わるものとして、新しい意識的な（筋道だった）方向性に置き換えていく必要があるのです」（アレクサンダー）

ここでアレクサンダーがやろうとしていたことは、海外に出かけていって道の反対側を運転しなければならないのを知った、という経験に少し似ています。あなたの本能的衝動はすべて、それに従えば死ぬかもしれないのです。これは奇妙な感覚です。一瞬たりとて、自分の本能的感覚にまかせて自分の行動を方向づけるわけにはいかず、意識的に行動する必要があるのですから。したがって最初は自分の「感覚」に抵抗しなければなりません。この新しい状況のなかでは感覚は頼りにならなくなったからです。

これは、アレクサンダーの生涯にわたって、お好みの話題のひとつとなりました。彼がそれをしつづけたのは、世界はそれまでより急速に変化していたからでした。わたしたちが健康に生きながらえるためには、自分の感覚を再教育することがますます必要になっていきました。幼いころに身につけてしまった一連の反応を後の人生の行動を決定する指針にしつづけるわけにはいきません。ほとんどの現代心理学は、この単純な前提のもとに構築されています。

この点において、現代にはびこっている心理分析、心理セラピーや、その他の精神・感情セラピーのすべての実践が西欧世界において爆発的に流行することをアレクサンダーは予見していたわけです。アレクサンダーのこの考えにはさらに、「転移」という心理概念に匹敵するものが存在します。「転移」とは、わたしたちの過去の経験にもとづいた認知を、誤って別のひとにおしつけることです。しかし、アレクサンダーがこういった考えと悪戦苦闘していたのは、まだフロイトが『科学的心理学草稿』を書いていたころです。のちにその本（一八九五年）は時代の分岐点となったのでした。当時アレクサンダーが住んでいたオーストラリアのシドニーでは、彼がよりどころにできるものは何もなく、ただただ自分自身の経験的実践でした。

「わたしはこの考えを実践しはじめた。しかしわたしは、驚くような予期していなかった経験に次々と出会い、またもや行きづまってしまった」（アレクサンダー）

何が起こったのでしょう?

彼は、変化に向けてより意識的に努力をしていたにもかかわらず、いまだに自分の古い習慣的反応をしつづけていました。こんな経験ってだれにだってあるじゃないですか。あなたは、新年の目標をいくつ維持できていますか?　もちろん、数週間、いや一カ月かそこらなら、新しいあり方へと意識的に自分を誘導できるでしょう——甘いものを断ち、約束に時間どおりあらわれ、タバコもやめられます。でも何か危機がおとずれると、知らないうちに古いやり方にもどっています。わたしたちは制御の余地もなく、新しいやり方から古いやり方へ滑り落ちつづけているのです。これは、アレクサンダーも例外ではありませんでした。

「実際の場では、自分自身の筋道の立たない方向性と筋道の立った方向性のふたつにはっきりとした境界線がないことにわたしは気づいた。それでわたしはふたつがだんごのようにいっしょくたになってしまうのをいまいち完全に防止することはできなかった」（アレクサンダー）

アレクサンダーが次にやったことはあまり予想できないことでした——彼はあきらめたのです。彼は新しいことをしようと努めないようにすることに決めたのです。彼はそれを手放し、自分自身を「目的」から完全に切り離し、自分の注意を「手順」に集中させることにしました。これが、アレクサンダーの発見した指導原理のもうひとつでした。それは「目的達成主義」という概念でした。

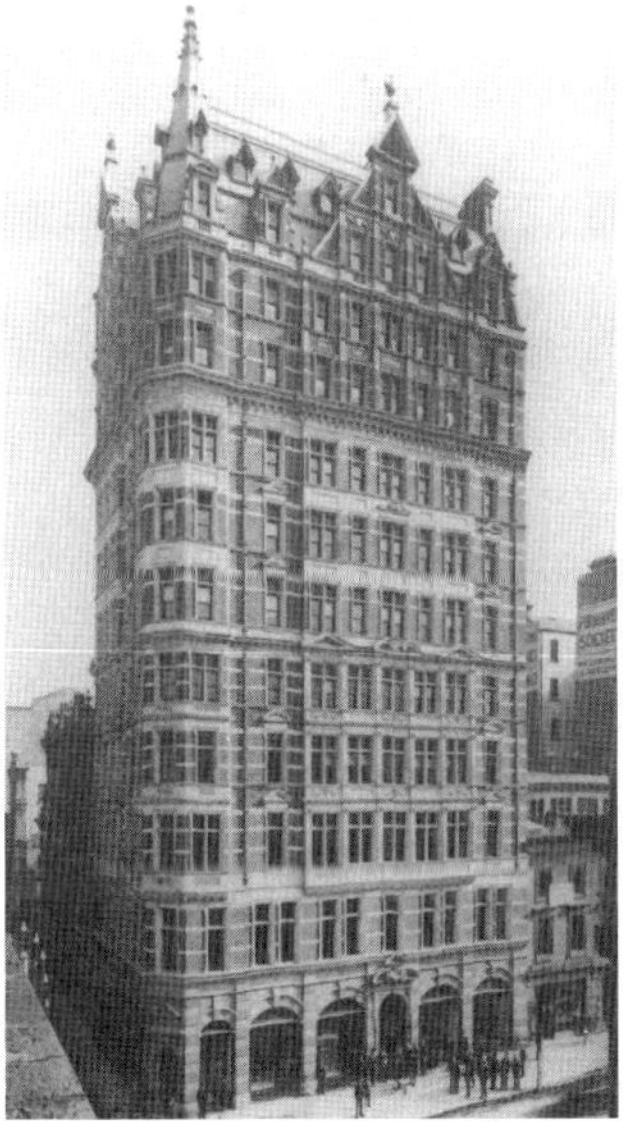

メルボルンにあったアレクサンダーのスタジオ
メルボルンのこの建物において，アレクサンダーは「目的達成主義」について発見しはじめました。結果のみに注意をうばわれると，それをどのようにすればよいのかが見えなくなります。

目的達成主義

わたしたちはみなどこかで「目的達成主義」になります。「目的達成主義」というのは、わたしたちが自分のほしいと思っているものに無我夢中になってしまい、それを手に入れるために必要な手順に対して注意を怠るという意味です。「目的達成主義」の典型的な例は、どこかに急いで行こうとすることです。急いでいると、事故を起こしやすく、そのために出発が遅れます。

たとえば、わたしならこんなことがあります。自分の好きなテレビ番組がはじまる前にお皿を早く洗ってしまおうとします。でも心配のあまり、別の部屋から横目でテレビをながめていたせいで、テーブルの上にグラスがあるのに気づかずに、それを倒してしまったりします。さあ、これでは必要以上に時間がかかってしまいます。自分のしていることにしっかり注意さえしていれば、時間どおり皿を洗い終えるという目標を達成する手段は、本当はこれしかないわけですが、わたしはグラスを倒さずにもっと早く終えることができたのです。

「目的達成主義」が生き方になっている人の払う代償は非常に高いのです。心臓発作、心配性、けが、一般的ストレスのすべてはこの種の生き方から発生しています。スポーツをしている場合、「目的達成主義」は死を意味しかねません。レース中のドライバーが一秒たりとも注意を怠れば、致命的ですね。

勝つことに一所懸命になっても、試合場でわたしたちの注意が邪魔されないかぎり、それでいいのです。

ただし、よくばりすぎると、わたしたちの視野をゆがめてしまうことがあります――執念で頭のなかがいっぱいなために、その場の仕事に集中できなくなっているのです。勝つためには、勝つという考えを手放さなくてはなりません。この場合なら、「勝つことをあきらめてみる」ということが、負ける心配を手放すことになるかもしれません。とどのつまり、勝つことが自分にとってそれほど意味のないことなら、負けることを悪いと思わないじゃないですか。しかしその心配を試合の場にもっていくなら、勝てるチャンスも消えかねません。

これが、アレクサンダーが考えた、「目的達成主義」のまわりくどいメカニズムです。彼は自分のほしいものを手に入れるという考えをあきらめる必要があったのです。その考えこそが自分のほしいものの前に立ちはだかっていたのでしたから。アレクサンダーの物語が進んでいくにつれて、考えるということが、ますますとらえがたくなっていきます。というのも、彼はいまや考えるということの性質そのものを探究しはじめるからなのです。しかもそれは考えのことだけでなく、「考え」と「感じ」との重大な相互関係を探究しはじめるのです。

彼はコメントしています。

「というのも、即座の反応は、わたしの側で何かを一気にやってしまおうと決定した結果であったのが見えたからです。わたしはある目的に最短距離で行けるつもりになったのです。そして、この決断によって素早く動いてしまったので、この目的を達成するために筋道立てた最良の手順たる新しい方向性を、必要な回数だけくりかえす機会を、自分自身にあたえなかったのです」（アレクサンダー）

アレクサンダーの行動に対する新しい洞察は、非凡なものでした。アレクサンダーが事実上、自分自身に言い聞かせていたことは、自分のほしいものを手に入れる唯一の手段は、それをほしがるのをやめることだったのです！

アルコホリック・アノニマス・プログラム（匿名禁酒会プログラム）の十二ステップにはじめてわたしが出会ったときにおどろかされたことがあります。この第一ステップがアレクサンダーのアプローチと似通っていたのです！　両者はこぞって、変化への唯一の道は、自分の目的に向かおうとする意固地でがむしゃらな努力をあきらめることだ、としているのです。たとえば、自分にはアルコール摂取をコントロールする力がある、という考えをあきらめさせられるのです。アルコール依存症の人は、自分ではこう思っているかもしれません。「飲酒なんて自分がやめたいときやめられるさ。いまはやめるつもりはないから飲んでるんだ」。

ところが、匿名禁酒会プログラムの第一ステップにはこうあります。「わたしたちは、アルコールに対して無力であることを認め、生活がどうしようもなくなってしまったことを認めました」。

自分を認める

わたしはいつも変だと思うのです。プログラムのはっきりとした目的がアルコールをあきらめさせて禁酒へとみちびくことでありながら、最初のステップで、自分は、アルコールに対して無力だと認めさせられるのですから！　このステップの根底にあるものは、アレクサンダー自身がこの探究段階で気づいた、自己認知ということでした。

変化への動機が自分のしていることの嫌悪であるのなら、変化するためにはこの嫌悪のエネルギーが必要となります。それは、努力を増すことによっては、解決できないパラドックスです。努力が増えれば増えるほど、嫌悪が強力にならざるをえません。アレクサンダーは、人間の振る舞いのなかにこうした奇妙な現象があることを指摘しました。「努力してみたところで、自分のすでに知っていることを強調してしまうにすぎないのだ」。彼はそれを自覚していました。

「……わたしにとって必要なことは、話すという刺激を受けとりながら、それに対していかなる即座の反応も拒否するという経験をつくることです」（アレクサンダー）

ここでカギとなる文句は、「経験をつくる」ということです。ここで意味することは、頭のなかでなりたいと思っている自分と、今の自分のあり方とをつなげているものを、こわすということなのです。これがどうしてそんなに重要なのでしょう?

十二ステップのプログラムのなかで発見したことですが、問題は、自己認知をめぐってなのです。あなたがいつも自分とはちがう何者かになろうと努力しているなら、自分のあるがままを経験できません。アルコホリック・アノニマス・プログラムでは、「わたしはアルコール依存症です」と認めることが必要なのです。アレクサンダーのプログラムでは、自分の目的をあきらめ、「これがわたしのありのままです」という必要があります。


「ほかに差し迫った用事のないひとには、それがちゃんと見えるのさ」(アレクサンダー)

動きながら考える

とはいえ、自分の目的達成をあきらめるというなら、いったい何をすればいいんでしょうか? アレクサンダーは話そうとしないなら、何をしようとしたのでしょう? ただそこに立って何もしないのですか? そのとおりです。彼はまったくそうしたのです。彼はそのときのことを書いています。「長い間、そうしていました。何日も経ち、そして何週間も経ち、そして何カ月も経ったのです……」。

彼は、鏡の前にただ何もせずに立っていました。そして、自分の協調作用を変えるような方向性を自分のなかに起こしていたのです。さあ、これが何を意味するのか想像してごらんなさい。自分自身を何時間も沈黙のうちに観察し、何カ月も黙々と立って、自分の「使い方」の方向性を活性化していたんですからね。第六章で説明した「第一次的支持パターン」の手続きについてのインスピレーションは、アレクサンダー自身のこの実践から起こりました。それは、ある種の瞑想の実践とほとんど同じです。

ジョン・デューイ教授は、アレクサンダーの良い友人であり、長年の生徒でした。教授は、このプロセスを「動きながら考える」ことだと説明しました。そして、アレクサンダーは次のように主張しています。

「だれでも目的に達しようとしながら忠実にこれを実行するひとは、彼が『考える』と呼ぶ領域において、新しい経験を獲得することになる」（アレクサンダー）

ここにおいて、アレクサンダーの発見の旅を説明するのに、ことばがまったく不適切になってしまいます。彼は、新しい経験を伝授する徹底的な手段を発見したのですから。キスを郵送できないのと同じく、その経験を記述することはできないのです。

動きながら考えるとは、異なった方向性を順番にいっしょに出していくというプロセスのことです。アレクサンダーの用語では「方向性を与える」と呼ばれています。与えられるべき方向性とはなんでしょう？これがアレクサンダー・レッスンの本質です。先生は、自分の手を使ってこれらの異なった方向性の経験を伝えるように訓練されています。それぞれの方向性は、あなたの神経組織を統合された効率的な協調作用のパターンへとみちびくように意図されています。これらの方向性は、アレクサンダーが長期間にわたり自分自身と、そして実は彼だけにとどまらない、すべての人間の協調作用について探究した結果なのです。これらすべては、第三章と第七章で詳しく説明してあります。

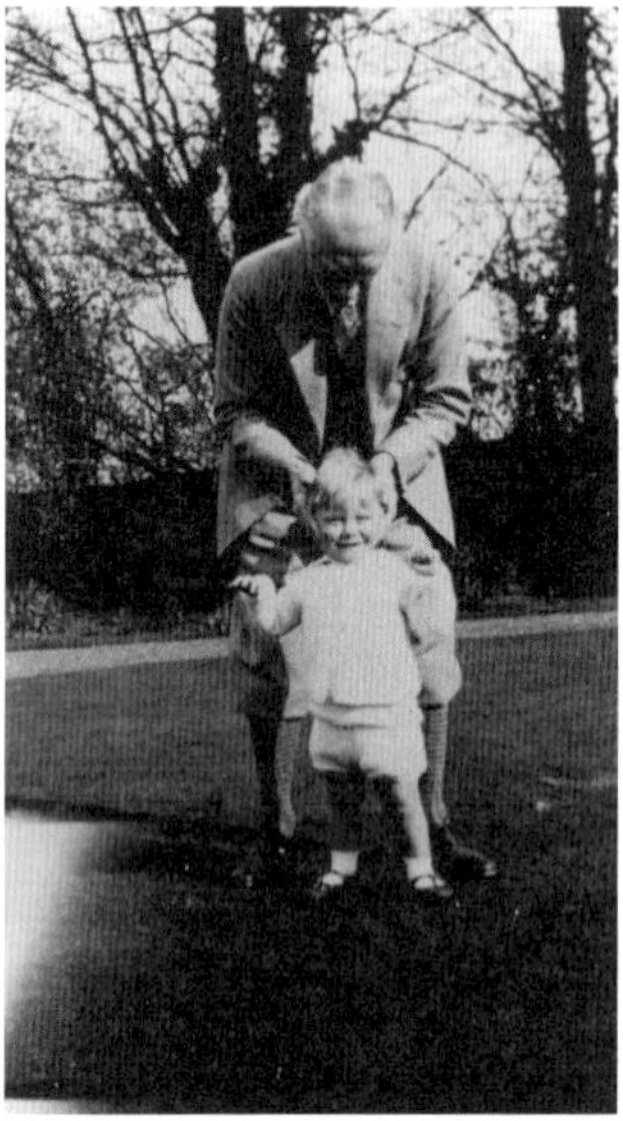

幼児にレッスンするアレクサンダー
子どもでさえアレクサンダーの俳優活動に打撃をあたえたような悪癖を身につけることがあります。

決定的瞬間

やがて、アレクサンダーは「動きながら考える」という新しいプロセスを、話すことに応用するときがきました。ここで、アレクサンダーは、その十年間にわたる冒険のなかで最終かつ最強の障害に出会うことになりました。

「このときまでに、わたしは〈手順〉を十分に練習していたと信じきっていました。そして、話すという目的のために手順を使いはじめると、がっかりしたことには、うまくいくことよりも失敗することのほうが多いことがわかったのです」（アレクサンダー）

何がまちがっていたのでしょう？　アレクサンダーには見当がつきませんでした。彼は書いています。

「わたしは成功するより失敗することのほうが多かったのです。もう一度やり直して、自分が前提としていることをもういちど見直す必要があることは、目に見えていました」（アレクサンダー）

彼はもう一度注意深く検証して、自分自身に与えていた方向性が正しいものであることを確かめました。それに疑問点はありませんでした。したがってそれが問題ではないとして、その他の可能性を調べてみることにしました――これが自分だけに特有の問題ではないだろうかとさえ疑ってみたのです。

彼はもう一度、決定的瞬間に注目してみました。動きながら考えるという経験に慣れていた彼は、その動き全体をとおしてこれを継続させているという感覚でいました。しかし、それは、実際には効力を発揮していなかったのです。彼は書いています。

「わたしが達した結論は、目的を達成しようとして話そうとした決定的瞬間に、より満足のいく新しい使い方をするために適切な順番で方向性をほんとうに出しつづけているのかどうかを、何か具体的な証拠によって、知らなくてはならない。自分では出していたつもりだったのだが。それとも、もしかして、古い習慣的使い方による本能的な誤った方向性にもどっていたのかもしれない。それは例のノドの問題と関係してくるのです」（アレクサンダー）

彼は何を見つけたのでしょう？　彼は何もやっていなかったのです。でも、なぜ？

これは難問です。これに対するアレクサンダーの答えはひらめきというしかありません。注意深い実験によって浮上してきたことは、方向性を「与える」プロセスと平行して、もうひとつ方向性を「感じる」プロセスが進行していて、この二番目のプロセスが、話すための異なった協調作用への試みを、ぶちこわしにしていたのです。

わたしの先生のマージはこういうのがつねでした。「あなたは考えて、動いて、それから感じるのよ」。しかし今アレクサンダーが見つけたことは、それの反対まわりをやっていたのでした。彼は考え、そして感じ、それから動いたのです。しかし彼が感じようとしていたものは何だったのでしょうか？　正しくて自然な感じをもとめていたのでしたが、突然アレクサンダーにひらめいたことは、彼が実際に欲していたその経験は、まったく変な感じがするのではなかろうか？　それ以外には、ありえないはずですね？

後になって彼がほかのひとに指摘したように、あなたが変化しながら同じでありつづけることは不可能です。しかしまさにこのことをアレクサンダーはやろうとしていたのです。アレクサンダーは自分をこう説得しました。もし自分を習慣的に協調させていた仕方がなじみの感じであるならば、新しい仕方はあたりまえの感じではありえないはずだ、それどころか全然まちがったような感じになるはずだ。もちろん、そのとおりでしょう、と彼は自覚しました。しかしながら、彼がやっていたことは、なじみのない方向性を与えながら同時になじみの感覚がそれにともなうことを期待していたのでした。

「いまやわたしが直面しなくてはならない事実は、過去数カ月のわたしの試みはすべて自分自身の新しい使い方をやってみることであり、それらは当然まちがった感じをあたえるはずでした。しかしそれをやっているかどうかを知るためにわたしが頼っていたのは、これで正しいのだという感じでした」

（アレクサンダー）

これらの試みが無駄であるのが証明されてもあまり驚きませんよね！「匿名禁酒会」のプログラムではこれを「手放し、神にゆだねよ」といいます。アレクサンダーは決して宗教的なひとではありませんでした――実際、彼はクリスチャンをからかって「キリストには偉大な教えがあったかもしれないが、テクニークがなくてこまるねえ」などといったりしました。とにかく、本物の変容をもたらすアレクサンダーの発見には深いものがあります。

変容の性質

本当の変容を起こすということは、なじみのあるすべてがなくなってしまった新しい世界へと突入することです。過去にしがみつきながら未来を生きることはできません。アレクサンダーの発見したことは、なじみの感覚に「しがみついて」いると、不馴れを経験することができない、ということでした。

彼がそれを手放して、自分の新しい方向性に従ったとき、変な感じがしました。アレクサンダー・レッスンというものは、変な感じがするものです。わたしの生徒のひとりが冗談でいっていたことなんですが、彼はレッスンが終わってから三十分経たないと自分の名前を思い出せなかったそうです。彼のいいたいことがわたしにはわかります。アレクサンダー・レッスンには、ひとの「自分」という領域に深く分け入る力があり、心理風景にある多くの障害を除去してしまうのです。見つけられないようにしまいこまれた「あなた」を経験するかもしれません。そう、こうだと思いこんできた自分とは違うのですが、あるがままのあなたに近い人を、経験することが可能になるのです。その意味で、アレクサンダー・レッスンは奥深く、とてもこわいものだ、ともいえます。

虐待を経験してきたひとたちからしばしば聞く話は、過去の恐怖の再経験であり、それの何層にもわたる緊張の保護膜が、アレクサンダー・レッスンをとおして、解消していった、ということです。アリス・ミラーは、それを説明しています。

「わたしたちの子ども時代の真実は、からだのなかに蓄積されています。わたしたちは、それを抑圧することはできても、決して変えることはできないのです。わたしたちは、知性をごまかし、感情を操作し、認知を混乱させ、からだを薬でごまかすことはできます。しかし、いつかからだは請求書をつきつけに来るのです。からだというものは、子どものように決して落ちぶれない、健全な精神なのです。ですから妥協や言い訳は通用しません。わたしたちが真実を受け入れるまで、からだは悩みの種でありつづけることでしょう」（アリス・ミラー）

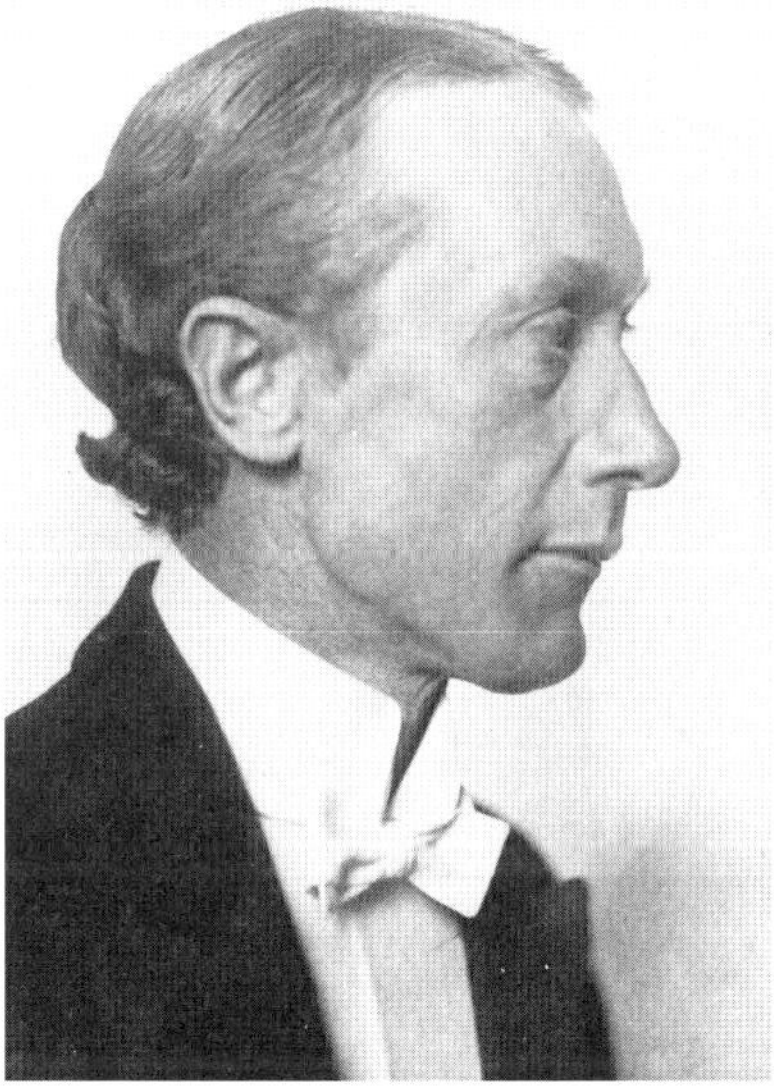

アレクサンダーの横顔
アレクサンダー自身は自分の声をとりもどしただけでなく，新しい声を創造したのです。その声は，1955年に彼が死んでから50年すぎた今も，ますます広がっていきつつあります。

結　末

すべてのアレクサンダー・レッスンがここまで深遠であるとはいえません――それは先生の技術と性質次第です。このことは第四章で論じます。アレクサンダー自身の場合、とにかく自分の声をなおし、舞台にもう一度立てるようになりたいことから、はじまりました。しかし彼は舞台にはもどりませんでした。パズルの最後のピースが新しい発見となってしまったからです。

アレクサンダーは今や計画を手に入れました。その計画はうまくいきました。良い先生なら、あなたをこの計画にすぐに慣れ親しませることができるでしょう。そこには選択をするということが含まれます。アレクサンダーは、まず話すという決断をします。その後でわざと話すことの拒否を経験しようとするのです。その決定的瞬間に彼はもう一度自分の方向性を出し、いくつかの選択を考慮しようとしました。たぶん話すかもしれない。腕をあげてみるかもしれない、たぶん何もしないかもしれない。とにかく方向性は出しつづけます。彼は書いています。

「かなり時間をかけてこの計画にそって試行錯誤するうちに、わたしは朗唱するときに誤った習慣的な使い方にもどってしまう傾向から解放されていきました。自分の機能の仕方に顕著な効果があったことから、やっと正しい路線にのったということに自分でも確信できるようになりました。なぜなら、こ

の傾向から解放されたおかげで、わたしは生まれつき持っていた喉と鼻の問題からも解放されたからです」(アレクサンダー)

アレクサンダーがびっくりするほど変わったということに周りの人たちもなんとなく気づきました。そこでみんな彼にたずねるようになりました。何をやったんだい？　わたしにも教えてくれませんか？　ニュージーランドで彼が真剣に取り組んだ最後の演劇ツアーをしたときに（彼は、確かにロンドンのオールドビック劇場で『ベニスの商人』も公演し、シャイロック役で登場しました）、生徒のグループが彼に手紙をよこし、俳優のキャリアを復活させるよりは教えるほうを選んでください、と懇願しました。オーストラリアに帰って彼はこの要望を真剣に考慮しました。

一九〇三年の夏のある日、運命的瞬間が訪れました。アレクサンダーがメルボルンの市電に乗りこむと、偶然、私設馬券営業者に出会い、その日の夕方のレースで、勝てば一ポンドが一五〇ポンドでかえってくる賭けにのらないかと誘われました。アレクサンダーは賭けるのが好きでしたから、五ポンド賭けました――当時の金で五ポンドはたいした金ではありませんでした。そしたら勝ってしまったのです。

オーストラリアは、世界からあまりに切り離されていたので、この驚嘆すべき人物を放出してしまったのです。しかし一九〇三年のロンドンは世界の中心地であり、アレクサンダーはそれを知っていました。彼はこの金を持って船にのりこみ、一九〇四年にイギリスの海岸に到着しました。以後、彼は決してオーストラリアにもどることはありませんでした。ウィニヤード出身の少年は名声を勝ち取りました。ですがそれは、彼が夢見た俳優としてではありませんでした。彼は自分の夢をはるかに越え、彼がつくった方式は今日では西欧世界の主な演劇芸術学校のほとんどで使われています。彼について聞いたことのない俳優はほとんどいないといっていいほどなのです。アレクサンダーは自分自身の声をとりもどしただけでなく、新しい声を創造したのです。その声は、一九五五年に彼が死んでから後五十年以上になる今も、ますます広がっていきつつあります。

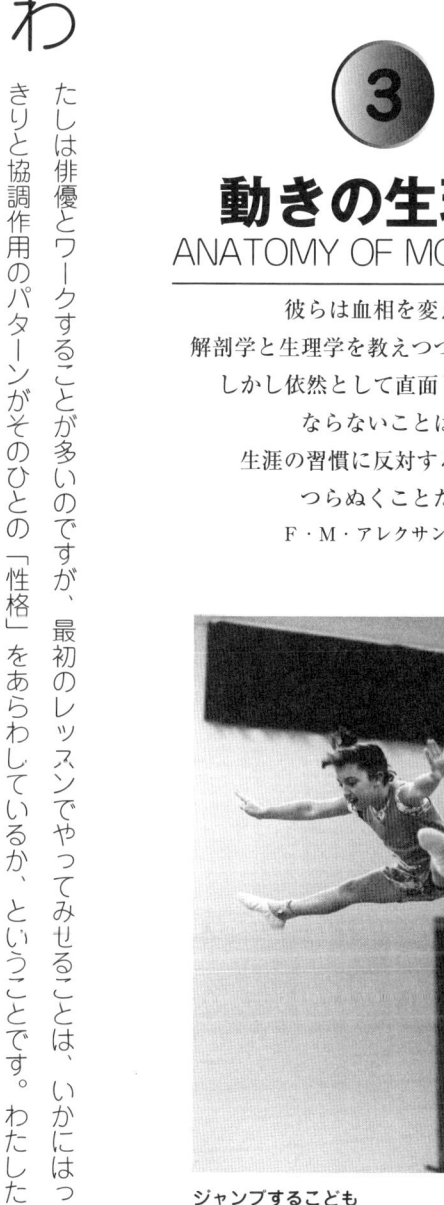

3

動きの生理学

ANATOMY OF MOVEMENT

彼らは血相を変えて
解剖学と生理学を教えつづけるだろう。
しかし依然として直面しなくては
ならないことは，
生涯の習慣に反対する決意を
つらぬくことだ。

F・M・アレクサンダー

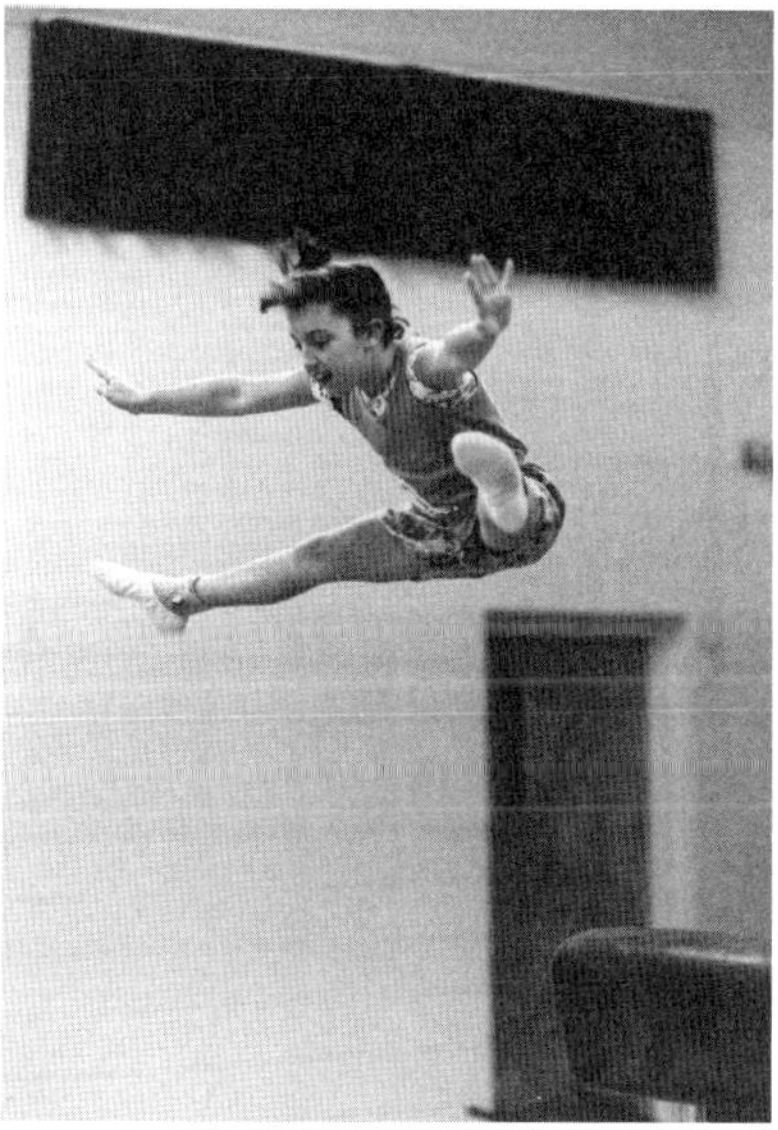

ジャンプするこども

わたしは俳優とワークすることが多いのですが、最初のレッスンでやってみせることは、いかにはっきりと協調作用のパターンがそのひとの「性格」をあらわしているか、ということです。わたしたちはだれでも自分をある仕方でまとめるというか、「保って」います。そして大きな動きはこの地下における「支え」の運動によって影響されています。次ページの**図1**をごらんください。

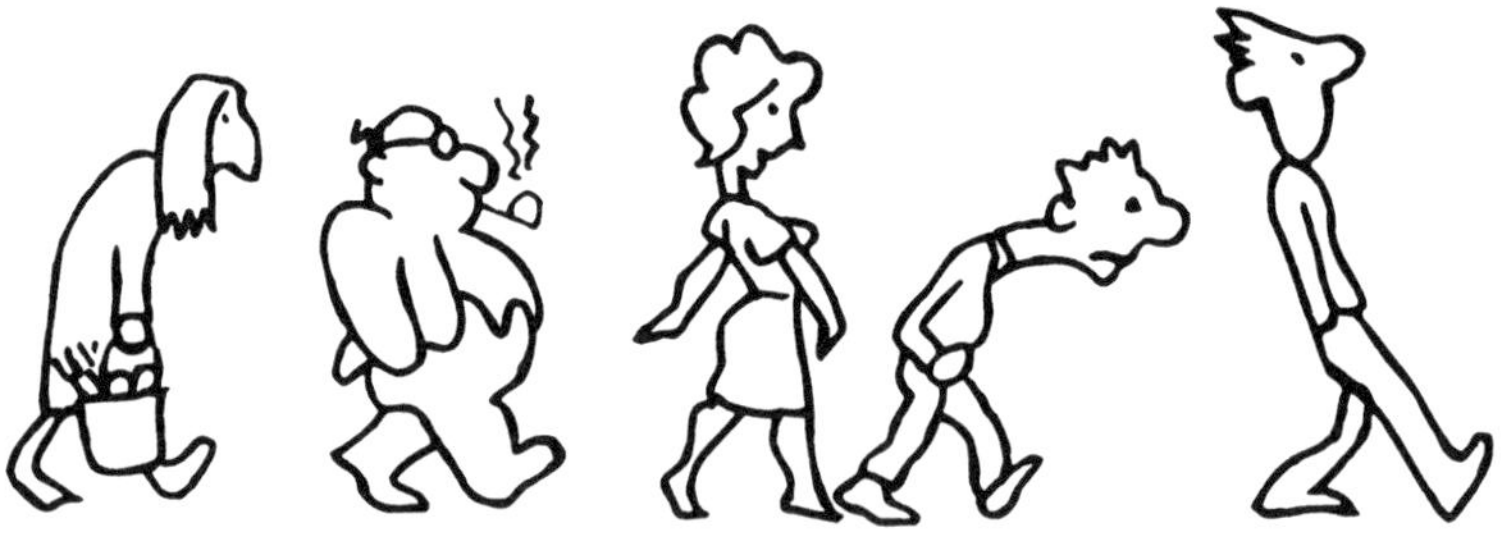

図１　アレクサンダーいわく「ひとの個性とか性格について語ることは、そのひとの自分の使い方を語ることだ」

「ひとの個性とか性格について語ることは、そのひとの自分の使い方を語ることだ」（アレクサンダー）

わたしたちが好んで語る「自分」というものは、生理学的な実体としては、仮説的なものです。動きの最中の「自分」を見つけようとしても、心臓とか肝臓とか脳を見つけるようには、それを身体組織のなかに見つけることはできません。わたしたちの「自分」は非常に複雑な反応の集合から出てくるものです。しかもそれらの反応自体がわたしたちの環境にあるさまざまな原因や条件によって引き起こされるのですから——これらを全部ひとまとめにして「自分」ということになっています。しかしそれを成り立たせているものは、ある種の条件に対する学習された反応の集合体であり、しかも条件それ自体が瞬間ごとに変化しているのです。これはわたしたちにとって幸運なことです。というのはある種の条件に対して以前に学習した反応は変えることが可能であり、そのようにして「自分」自身を変えていくことができるということです。アレクサンダーの三冊目の本は『自分の使い方』と名づけられました。

この章では、例の「自分」というものが運動の生理学において浮かび上がってくる状況をしらべてみます。すなわちわたしたちの心身のプロセスの研究です。これだけでも大変なテーマです。物質とは何かを分析しようとするようなものです。原子のレベルまではいくことができるし、そこまではきちんとして論理的なものです。それより先の原子より小さいレベルになると量子理論とかクオークとかになって、論理はすべて通用しなくなります。

運動の生理学の研究はいささかそれに似ています。意味のわかるレベルもありますが、さらに深く入ると、すべてがすべてに影響しあい、何かのはたらきについて一言でもいおうとすれば、一十もの条件づけが必要になります。というのもそれを変える要素は何百とあります。わたしはこれらのもろもろの「条件」を紹介するつもりはありません。そもそもわたし自身がわかりませんから。

この章の題名「動きの生理学」は誤解をまねきます。というのは、わたしたちの運動の生理学の全体像をここで提供するものではありませんから。それをするだけで一冊の本になってしまいます。ずいぶん多くの情報をカットし、あえて単純化してあります。単純化しすぎかもしれませんが、この本は試験にうかるための助けではありません――そのためでしたら大学へ行けばいいのです。この章の目的は実際的なアイデアを提供して、あなたの動きのパターンを変える役に立ちたいということです。

支持運動と目的運動

わたしたちの立場からすると、もっともおもしろい運動生理学の考えは、筋肉と神経（の配線）組織の系統が、生理学でいうところの「支持運動」と「目的運動」のシステムを形成しているということです。

あなたがまっすぐに立っているときに、なぜあなたは床の上に崩れ落ちて肉と骨の山にならないのですか？　なぜならば、ある種の筋肉、固有筋と呼ばれるものが、あなたを「支え」て、まとめているからです。これらの筋肉は短く、張りつめていて、ほとんどいつも忙しくはたらいています。これらはもっとも深い層にあり、骨のすぐそばにあります。そしてわたしたちが何をするにしても、それにかかわっています。というわけで学問的には「内筋」と呼ばれています。わたしは"being muscles"（「いる」ための筋肉）と呼んでいます。というのは、あなたが立って「いる」ときに、それらが助けているからです。これらすべての筋肉と、それらの統一をつかさどる神経組織と、こういった機能をひとまとめにして"motor hold"（支持運動）システムと名づけます。

あなたが動こうと決めると、もう一組の筋肉が活動しはじめます。これらの筋肉は「外筋」と呼ばれ、もっと長く、もっと強く、もっと表層にあり、骨よりは皮膚に近いのです。ヒトのからだの美的な曲線はこれらの大きくて強力な筋肉で形成され、主として大きな動きをすることにかかわります。たとえば歩いたり、手を振ったり、からだを曲げたり、といったことです。これらの筋肉は「外筋」と呼ばれていますが、

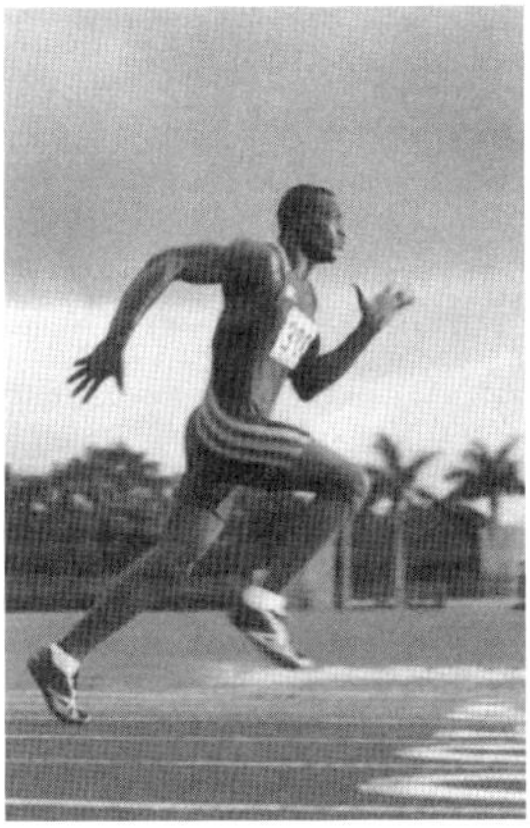

オリンピック選手

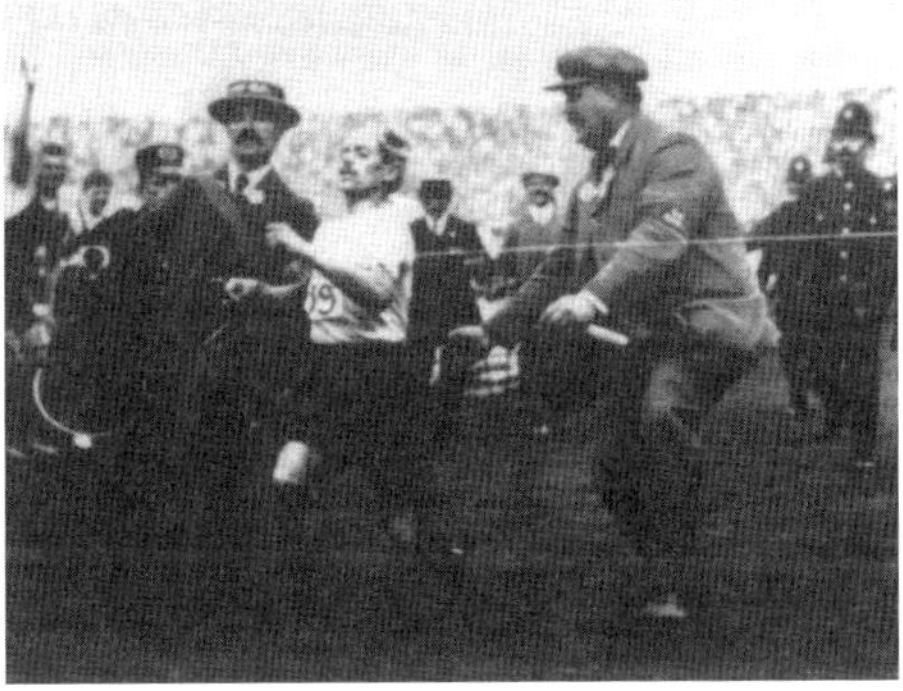

消耗した選手〔『人類最高の遺産』より〕

異なった協調作用が劇的にあらわれています。左の写真のオリンピック選手は風のように滑らかに走り，彼の努力は１センチといえどもスピードという至上の目的に向けられ，すべての不必要な動きは排除されています。右の写真の選手は 1908 年のロンドンでのマラソンでゴールに入ろうとしていますが，不必要で浪費的な消耗の例として，アレクサンダーの最初の本『人類最高の遺産』にあげられています。この選手が，前でなく，後ろにのけぞっているのに注意〔『人類最高の遺産』第２部，第７章より〕。

わたしは"doing muscles"（「する」ための筋肉）と呼んでいます。というのはこれらはすべての大きな動きを「する」からです。これらの筋肉と、これらを統合するための神経組織と機能をまとめて"motor move"（目的運動）と名づけます。

「いる」ための筋肉と「する」ための筋肉

これら二種類の筋肉を顕微鏡の下で見ても、その違いはなかなかわかりません――後ほど説明するような差異があることはありますが。というのも、こういった分類は形からくるというよりは、はたらきによるのですから。つまりわたしたちが筋肉をどのように使うかによって、分類が決まるのです。というわけで、ひとつの筋肉がときには両方の役割を果たすために、「〈いる〉ための筋肉」と「〈する〉ための筋肉」の両方に分類されることがあります。ときにはその筋肉は運動を安定させるためにはたらき、ときには運動そのものを行ないます。もしわたしたちがそれらを「まちがって使う」としたら何が起こるのでしょう？　それらが設計されたのと反対のことをさせたら何が起こるのでしょう？

たとえば、走る場合はどうでしょう。ふらふらと散漫に走るようなひとがいます――動くのにずいぶんエネルギーと努力を費やし、頭を上げたり下げたり、からだを左右にねじったりしていますが、これらは走ることには何の役にも立っていません――たぶんスピードをおとす役には立っているでしょうが。これは「するため」の筋肉が不必要にはたらいている一例です。しかしながら、オリンピック選手たちは風のように滑らかに走り、彼らの努力は一センチといえどもスピードという至上の目的に向けられ、すべての不必要な動きは排除されています。「する」ための筋肉だけが「する」ことをしています。そのあいだほかの筋肉は注意深くして「いる」のです。ということは、安定的な構造をつくりだして、そのまわりで四肢が奇跡を行なえるようにして「いる」のです。

重要なのは、これら二種類の筋肉のあいだでの分業が満足に行なわれていることです。そうでなければ、あらゆる種類の問題が起こってきます。一番悪いのは屈みこむことです――心地よく真っすぐ座っていることができないことがあります。わたしたちはたえず屈みこんでいます――いすに座っているときだけではありません。屈むことそれ自体は悪いことではありません（ネコだって、まるくなります）――でも、いつもやっているんですね。

わたしたちは屈みこんで歩きますし、イスから立ったり座ったりするときに屈みます。何かを拾うために屈みます。ついにはわたしたちには心地よいことなどなくなってしまいます――いつも疲れてからだが痛くて、それが重荷になって、生きていくことがいやになります。いつも屈みこんでいることは不健康だということは知っていますが、真っすぐに座ることも大変な努力、もしかしたら屈みこむよりもっと大変なことに思えます。どちらへ転んでも、わたしたちはいつも疲れて痛んでいます。なぜでしょう？

答えの一部は筋肉がどのようにエネルギーを消費するかということにあります。それは筋肉の役割の結果なのです。支持運動のための「いるための筋肉」は、はたらきつづけ、ほとんど休むことがありません。一方、目的運動のための、「するための筋肉」は、ときどき呼ばれたときだけ収縮すればよいのです――彼らは瞬間的にひとつの動きから次の動きに移るあいだに休むことができます。

ところが、かわいそうな「いるための筋肉」は、ほんとうにつらいのです――あおむけになって寝ているときでさえ筋肉活動は必要とされています。それがなければ、呼吸、消化、循環といった機能はうまくはたらきません。それに反して、大きな「するための筋肉」は、寝ているあいだはほとんど動かなくてよいのです。ときどき寝返りをうったりすることはありますが、それほどたいしたことではありません。というわけで、「するための筋肉」はいつでも休むことができますが、「いるための筋肉」はほとんど休めません。これら二種類の要求を満たすために、二種類の筋繊維があります――赤い筋繊維と、白い筋繊維です。

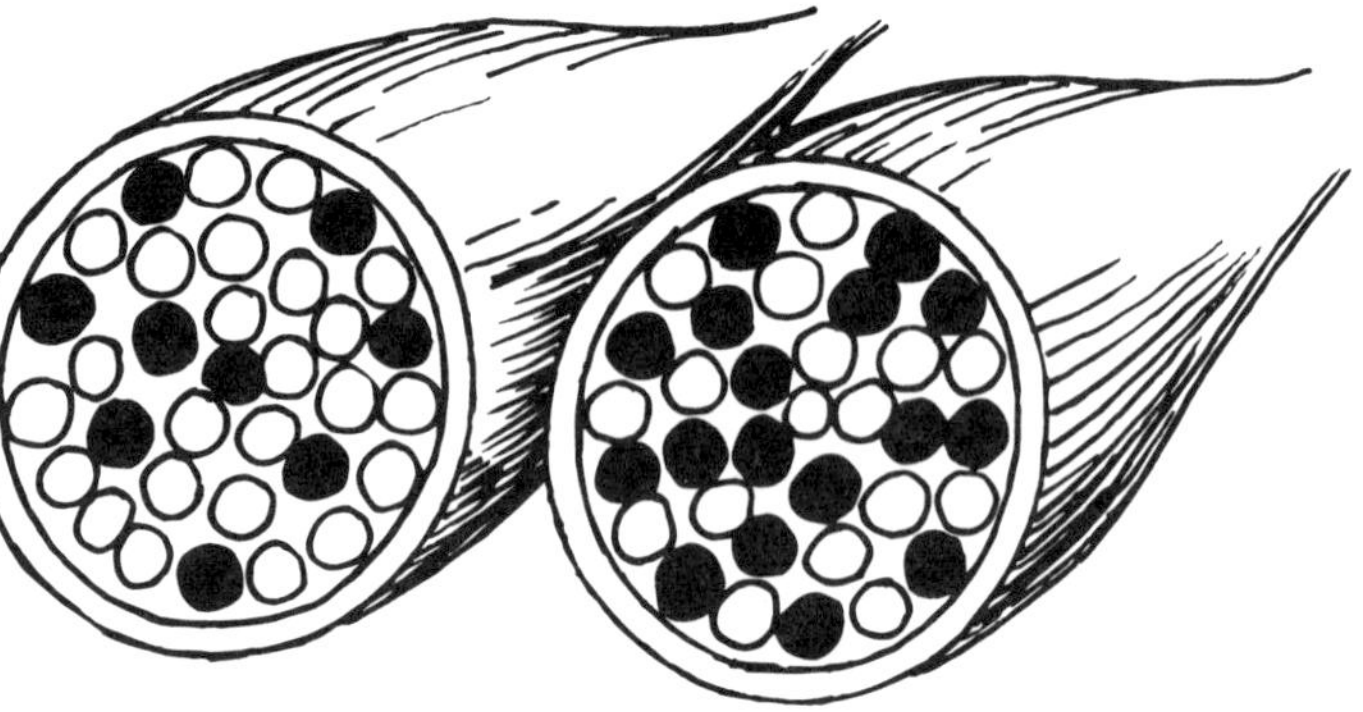

図２　外筋（左）と内筋（右）の断面図でわかるように，赤い筋繊維（黒点）と白い筋繊維（白点）の組み合わせが異なっています。

疲れる筋繊維と疲れない筋繊維

筋繊維とは筋肉の細胞のことで、二種類あります――赤と白です。白い筋繊維は「疲れる筋繊維」とも呼ばれています。もし白い筋繊維を長いこと使いつづけると、それは疲れます――ある種の化学物質が蓄積して、痛みを生じますから、それを収縮しつづけたいとは思わなくなります。ところが、赤い筋繊維は特別の仕方でエネルギーを燃やしますから、収縮を一生つづけても痛くなりません。というわけでこれらは「疲れない筋繊維」として知られています。すべての筋肉には両方の繊維が入っていますが、「するための筋肉」と「いるための筋肉」の相異は、これらの繊維がどのような割合でひとつの筋肉のなかに含まれているかということです。

ひとつの筋肉は何百万のこういった筋繊維の集まりです。そしてそれぞれの筋肉は、どちらかの筋繊維が高い割合で含まれていますが、それはその筋肉が果たすべき仕事の種類によります。「いるための筋肉」ではどちらの筋繊維が多いか、あなたは推論できますか？　これらの、いるための（支持運動の）内筋にはあきらかに高い割合で、赤い疲れない筋繊維が含まれています。それに対して、するための（目的運動の）外筋には、白い疲れる筋繊維が高い割合で含まれています。

この生理学がもとになって、運動競技の種類がわかれます――短距離走者はとても高い割合で、動員できる白い疲れる筋繊維をもっています。それに対して長距離走者は、赤い疲れない筋繊維を高い割合でもっています。ある程度まで、彼らの運動の運命はあらかじめ決められているのです。ひとりで両方の競技を得意とする選手はほとんど見つからないでしょう。

というわけで、さきの質問にもどりますと――なぜ、わたしたちは痛くなったり疲れたり、いつもぐてっとしたくなるのでしょうか？――日常生活において、わたしたちは疲れない筋繊維に適している仕事を、疲れる筋繊維にさせることもできるようになってきました。それが起こると、突然に白い疲れる筋繊維が呼び出され、正常なら赤い疲れない筋繊維によって扱われている仕事を、させられるのです。たとえば、「きちんと座る」ために腰を引いて胸を張るというような場合です。あきらかに、これらの疲れる筋繊維はこういった仕事は得意ではありません――というわけで、すぐ疲れて、筋肉は痛くなり、いつもぐてっと屈みこんでしまうのです。人生を経るうちに、このように果てしなく自分の胴体を縮めることの影響から、からだ全体の構造と可動性が**図3**のような道をたどります。

動きのしなやかさに影響するだけでなく、このような前屈をつづけると、わたしたちのからだの他の組織

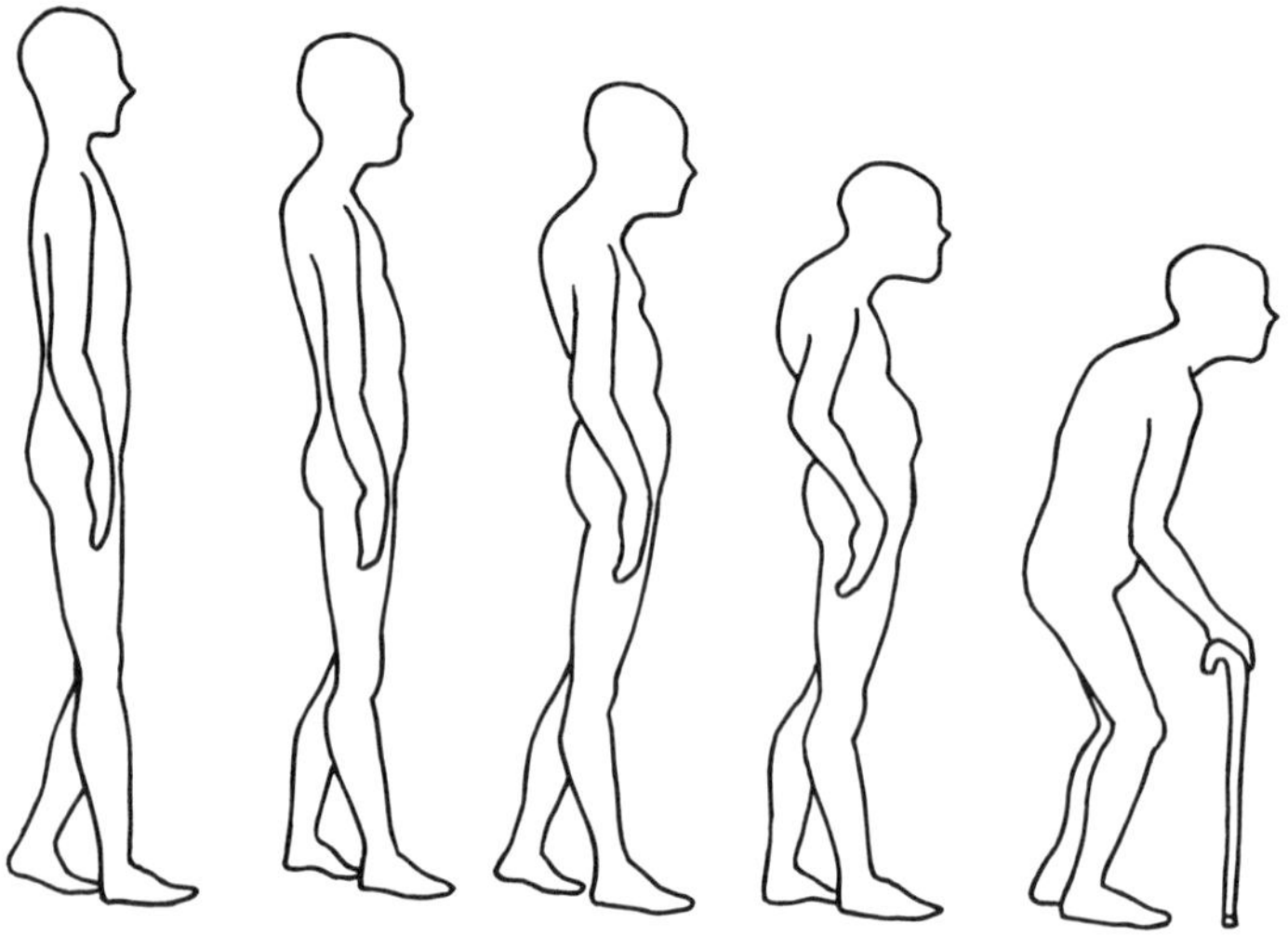

図3　だらしなく，屈みこむことを日常つづけると長期的には体構造と可動性に対して，このような劇的な結果をもたらします。

にも余分な緊張をもたらします。たとえば、胴体を押し込め縮めつづけると、呼吸が短く、浅くなります。静かな、深い、長い呼吸にくらべて、呼吸のサイクルが加速的にあえぐようになります――同じ分量の空気を得るために、今度はますます一所懸命に呼吸しなくてはならなくなります。これの影響はほかの組織にあらわれます――血圧があがるでしょう。脈拍が増えるでしょう。消化の問題さえも起こってきます。

この情報はまだ完璧に証明されたわけではありませんが、わたしのアレクサンダー教師としての経験からまちがいないといえます。支持運動と目的運動のあいだの正しいバランスをとりもどすにつれて、ただちに目に見える変化が起こり、たとえば、呼吸の仕方が変わってきます。あなたがレッスンを受ければ、自分でこのことはわかります。また何千人の話として莫大な量の断片的な証拠が、アレクサンダーの発見のひろがりとともに一世紀にわたり伝えられてきました。

わたしたちの運動システムが健康な情況にあるということが前提となって、からだのほかのシステムが最大限に動きます。それぞれのシステムは、いかなる条件のもとでも、機能することはしますが、運動システムがうまくはたらいていれば、もっと効率よく機能することができるのです。

漸増強

これまでの説明でおわかりのように、しかるべき仕事に対してはそれにふさわしい筋繊維を使うことが非常に重要です。ここで運動の生理学でのもうひとつの概念「漸増強」に出会います。これは神経組織が、あたえられた仕事に対して適切な、あるいは不適切な、筋繊維を補充する過程を説明します。

どれほどうまくあなたの神経組織はこの瞬間において「増強」しているでしょうか？　ちょっとこの実験をして、自分の「増強」力をためしてみませんか？　腕を横に伸ばして肩と水平になるようにします。そしてそのままこの本を読みつづけます。普通この活動は大きな、「するための筋肉」で行なわれ、このための筋肉の主成分は、力は強いが疲れやすい白い筋繊維です。「疲れやすい」ということは、多分あなたの腕はちょっと痛くなりはじめているでしょう。もし痛くなかったら、そのままつづけてください、いずれ痛くなりますから！　要するに、このように腕を突き出していることはちょっと異常ではありますが、人生で起こり得ることではあります——たとえば屋根にペンキを塗るとか。これら多くの疲れやすい筋繊維のあいだに、少数の疲れない筋繊維がはさみ込まれているのは、こんなぐあいに腕を支えつづけなくてはならない情況において「増強」するためなのです。まだ腕を上げつづけている読者のほとんどは痛みを感じているはずですが、そうでないひとがいたら「おめでとうございます」、あなたの増強能力はすばらしいものです。もう腕をおろしていいですよ。

アレクサンダー・レッスンは増強能力を向上させます。どのような活動であれ、自分の動きに注意を集め、繊細さを必要とする場合には、軽く気楽であることが、よりよい増強を可能にします。協調作用がうまくいかないということを定義するならば、増強がうまくいかないということです。白い疲れやすい筋繊維が、赤い疲れない筋繊維の仕事をやろうとしてがんばります。一方で赤い筋繊維はほとんど仕事をさせてもらえません——ほんとうはずいぶんな仕事ができるのですが。こうなると、からだの協調作用に調和がなくなります。オーケストラの団員が突然に自分自身の勝手な曲を弾きはじめ、まったく調和のない騒音をつくりだしたようなものです。街を歩くひとびとを一時間見ていてごらんなさい。彼らの手足、お尻、頭は、あっちへいったり、こっちへいったり、または不必要に硬く押し込められていたりします。これが誇張でないことは、見ればすぐにわかります。

でもここで、大きな疑問が起こります。どのようにしてアレクサンダー・ワークでは「漸増強」を向上させるのでしょうか?

抑制とは自由のこと

これに答えるためには「抑制」を理解する必要があります。生理学者がこの用語を使うときは、フロイト的な意味づけはまったくありません――抑圧どころか、わたしたちは自由との関係において抑制を考えています。運動を調節するときに抑制の原理がはたらくことを発見したからこそ、アレクサンダーは自分の運動パターンを好ましく変化させることができたのです。これが「アレクサンダー」アプローチのエッセンスです。

アレクサンダーは世界最高の生理学者でした。彼は長たらしい学術用語は知らなかったかもしれないし、神経・筋肉系の動きを顕微鏡的に記述することはできなかったかもしれません。しかし運動の調整作用の実際について、全人的な意味においては当時のいかなる学者よりも知っていたのです。当時の常識、つまり当時の生理学者たちの共通理解としては、運動を左右するのは興奮だけである、ということでした。たとえば、何かしたいとします、筋肉を収縮させて動きます、それだけです。でも本当はそうではありません。これこそがアレクサンダーが最初に経験的に発見し、後に科学者たちが実験室で証明したことでした。すなわち「興奮」のみならず「抑制」も、運動を左右するのに欠かすことのできない要素なのです。**図4**をごらんください。

これがアレクサンダーの「方向性」を理解するときの、最初にして最大のポイントです。方向性については第七章でくわしく述べます。方向性というのは何か特定の結果に達するために筋肉を興奮させるための考えではありません。普通に動きを起こすときは興奮させますが、そのかわりに方向性の考えは、すでに進行中の結果が継続しないように妨げるためなのです！　この文章をもう一度読んでください。これから先に述べることすべての理解にとって決定的なことです。不適切な活動を抑制することこそが至上命令なので、新しい活動へむかっての興奮ではないのです。アレクサンダー用語でいえば、この考えは「何もしないこと」ともいわれますが、「抑制」といいかえてもいいでしょう。

抑制は細胞レベルで存在し、そこから神経組織のレベルを上昇し、大脳皮質全体にわたる随意的コントロールにいたります。まずは細胞レベルからはじめ、上へあがっていきますが、わたしたちの目的は「抑制」

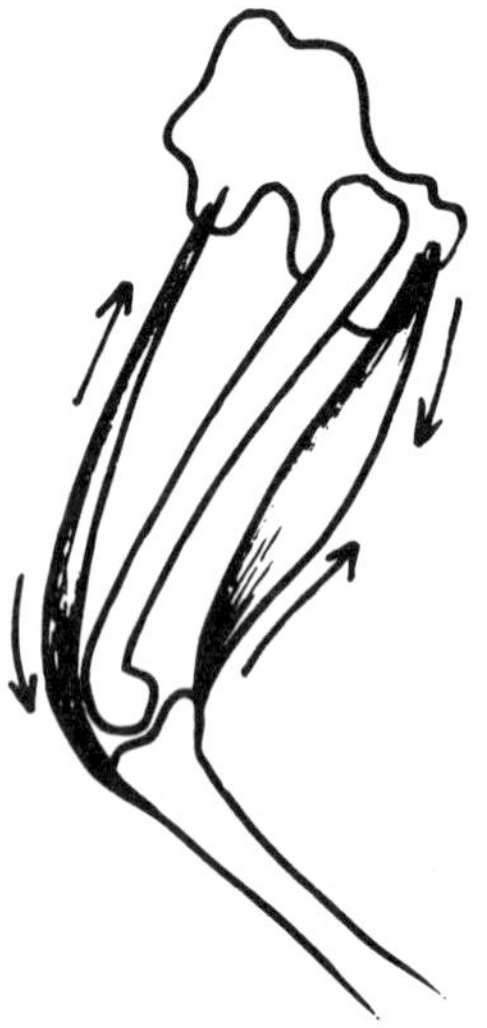

図４　脚を曲げるときに，わたしたちは明らかに筋肉を興奮させ（たがいに向かいあっている矢印）収縮させます。同時に反対側の筋肉の活動を「抑制」しないと脚は曲がりません（反対方向を向きあう矢印）。

がどのようにして赤と白の筋繊維の「漸増強」に役立つかを理解することでした。わたしたちの外筋と内筋においてそれらが漸次に増強されれば身体組織全体のはたらきがよくなります。

運動ニューロン：興奮と抑制

運動ニューロンは小さな装置、実は細胞の一種で、それから発する電撃によって筋肉を収縮させたり、その収縮を抑制したりします。興奮させるニューロンは、当然のことですが、運動「興奮」ニューロンと呼ばれ、もうひとつは「抑制」ニューロンと呼ばれます。

これらの「抑制」ニューロンの必要性を理解するためには、次のことを考えてみましょう。わたしたちの脳は原始的レベルではいつも運動を起こしたがっています。わたしたちの筋肉システムはつねに圧倒的な量の神経電気的インパルスの衝撃にさらされています。もし脳の高次の諸センターが、これらのメッセージのいくつかを「抑制」しないかぎり、わたしたちの身体はひきつけの危機におちいってしまい、運動というものはまったく不可能になります。こういった抑制が欠如したために苦しんでいるひとたちを見たことがあるでしょう。自分でどうしようもなく手足が収縮してしまうのは、神経組織のダメージによるものです。

これらすべてのインパルスがわたしたちの脊髄を通って毎秒ごとに洪水のように下りて来るにもかかわらず、幸運にもたいていのひとには抑制のインパルスがはたらいて、この多量の興奮を抑えています。このようにして協調された活動がうまく行われるのです。でもちょっと変ではありませんか？　これら全部の興奮がありながら、その半分を抑制しなくてはならないなんて?

これらが結果としてどうなるかをもっともうまく要約しているのは、アレクサンダーの観察です。

「自分がまちがっていることを知ること、世界中でわかることはこれだけだ」(アレクサンダー)

正しいことは自然に起こる

どのようにして歩いたらよいかは知らなくてよいのです、してはならないことを知るだけでよいのです。調整作用が起こってきます。それは上から押しつけるものではありません。わたしたちはただ力に方向性をあたえているだけで、力をつくり出しているのではありません。あなたはハンドルを握っていますが、車を押しているわけではありません。

よくあるSF映画からことばをかりれば、「力はあなたとともにある」のです。それは去ることはありません。それはいつもそこにあったし、これからもあるでしょう。わたしたちの問題は、ややこしい「運動らしきもの」を押しかぶせて、それを「くすぶらせ」、強引に自然の秩序を抑圧してしまいました。というわけで、自然の秩序は優位をとりもどそうと悪戦苦闘しています。もしわたしたちが誤ちを「抑制」することを学べば、そのとき「自然に起こってくる」ことが自然の秩序なのです。

このキイ・ポイントを理解するのに役立つ比喩は、泥でおおわれた鏡を想像してください。鏡は反射する力を持ちつづけていますが、表面的には、そんな力は見えません。泥をぬぐいとれば、反射が「もどってきた」ように見えます。実際にははじめからそれは失われたことは決してなかったのです。上品で、楽な協調作用とはそのようなものです。それは失われたかに見え、それにかわってわたしたちは硬い首と、緊張して重たいからだと、わたしたちの有機体のシステムのなかに多くの異常をかかえています。でもそれはすべて鏡にかぶさった泥です。アレクサンダーはかつて生徒にいいました。

「良いひとになろうとしたら、まずは誤ちをやめることだ」（アレクサンダー）

しかし今日あらゆる種類の「姿勢を良くする」ための忠告が、わたしたちの生理学の基本的事実に反して、行なわれています。自分の協調作用を「なおす」よう努力しなくてはならないとか、自分自身を正しい姿勢に「する」ために肩を後ろに引くとか、尻をひっこめるとか、胸を張るとかいった、有害な行動をするように命じられます。この種類のアプローチは野蛮です。これらはすべて、からだの緊張を増やし、鏡にますます泥を塗り広げるものです！　不必要で有害な収縮をやめることができさえすれば、下に隠されていたパターンが再浮上してきます。わたしたちの神経組織は、どのようにうまく協調させたらよいかを学習する必要はありません。すでに知っているのですから。わたしたちが自分で邪魔をしているのです。

わたしたちの神経組織が「知っている」ことのひとつは、どのようにして疲れる筋繊維と疲れない筋繊維を適切に漸増強したらよいかということです。これは、またしても、すでに配線ができていますから、わたしたちが邪魔さえしなければ主導権をとりもどすのです。正しい漸増は自然に起こります、ただしわたしたちが自分で発達させた不適切で有害なパターンを抑制できさえすれば、の話です。でも変ではありませんか？　第一にわたしたちは何でまちがったことをしてしまったのでしょうか？　わたしたちの運動組織が「すでに知っている」のなら、何でまちがったことをさせつづけるのだろうか？　それは何で「くすぶる」ようになってしまうのか？

わたしたちの「自分」というものが、くすぶらせてしまうのです。

「自分」という仮想

わたしたちの運動の発達に干渉する最たるものは「自分」という（生理学的見方からすれば）仮想的実体です。この「自分」が正確にどこにあるかはまだ見つかっていません。これは生理学よりは宗教の領域かもしれませんが、生理学においても、わたしたちの運動パターンの発達に対して深い影響をあたえます。この「自分」がほとんどの問題を引き起こすのです。

よちよち歩きのころは、まだ「自分」というものがはっきりしていませんから、それが運動メカニズムに対して干渉することはあまりありません。このように、自分とはこういうものだという考えはもちろん、意見とか、信念とかいうものはありませんから、子どもの大脳皮質や高次のセンターが、協調作用の発達に対して干渉することはありません。この時期に運動の発達にとって唯一の有害な影響は学習の見本から来ます。

図５　子どもは無意識的に親のまねをします。

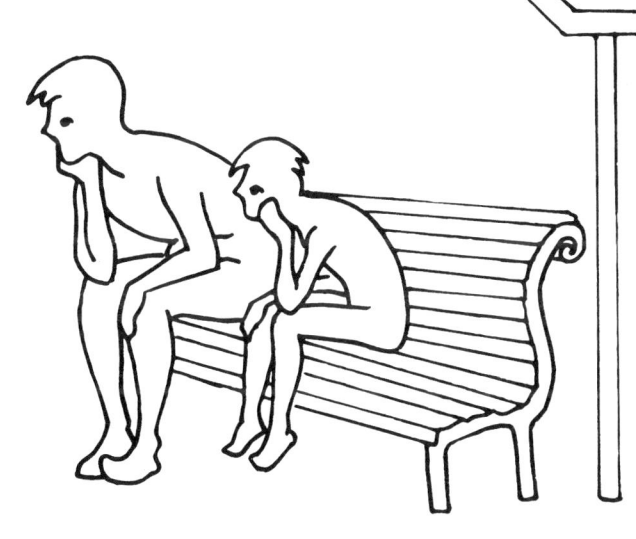

わたしたちが歩くことを学習するのは親が歩くのを見るからです。オオカミだけによって育てられた子どもがありましたが、この場合には「オオカミ」の親とおなじに手をついて四つ足で動き回ったそうです。よちよち歩きの子どもにとって見本は歩き方に大変な影響をもたらします。子どもが親のように歩くのは遺伝というよりは、後天的に獲得した行動であることは、**図5**を見てください。それ以前の、よちよち歩き独特の動きのパターンは、まだ神経組織の原始的段階における要素を寄せ集めただけなのです。

反射運動と協調作用のプログラミング

わたしたちの運動パターンのあるものは非常に原始的ですから、脳を取り去っても、はたらきつづけます、少なくともしばらくのあいだは。歩くということは、原始的な「反射」運動――「自然に起こる」こと

――ではなくて学習の努力が必要です。しかし、そこには原始的反射運動の使い方が含まれています。生理学では「反射」という語は正確に定義され、日常わたしたちが使う用法とは微妙に異なります。いまここでは説明しません――わたしたちの目的からすれば、あまりにもややこしいからです。

そのかわり、もう少し身近なたとえをしてみます。「歩く」ことをクラシック音楽の「コンチェルト」にたとえてみます。それは歩くことと同様に非常に複雑なものですが、分析して分けてみれば、それは楽章に分けられ、それぞれの楽章は異なった楽節から成り立ち、楽節はメロディーと和音の組み合わせでできています。メロディーはある特定の順序で音符が並び、和音は特定の組み合わせで鳴らされる音符で成り立ち、たいてい、メロディーと和音は同時に演奏されます。コンチェルトのひとつひとつの部分は音符でできています。ほとんどすべてに和音とメロディーがあります。テーマは異なった楽章でくりかえされ、楽章は全体としては、アレグロとかアダージョといった異なったスピードがあります。複雑ですね。

歩くこともそれに似たように組織化されています。原始的・自動的な反射運動は、コンチェルトの「音符」のようなものです。そこからはじまって、異なったスピードでの動き、スキップとか、ホップとか、走るとかにいたります。これらはすべて歩くことのテーマによる変奏曲といえます。これらの楽章のなかには楽節があって、片足をあげて、もうひとつの足をあげますが、そこに直立を維持することが組み合わさります。これらの動きひとつひとつのなかには異なったメロディーや和音があって、たとえば、あるひとは片足の歩幅のほうが大きかったりしますし、また左のほうへねじったりするひともいます。これらの差異はテーマのように、ほかの動きにおいてもくりかえされます。

ひとつのテーマには、たとえば、わたしの手をどのように髪の毛へもっていくかについて、いろいろな情報が含まれていて、ほかのひとがその動きを見ると、わたしのことを気むずかしそうな人だなと思わせたりします。もうひとつのテーマは、いかにも不精者のように思わせるような仕方で手を髪の毛にもっていくこともあります。しかしどちらの動きとも非常に類似した「音符」と「和音」から成り立っています、ということは、小さな部分を集めれば、独創的な、複雑な動きをつくり出すことが可能であり、ここに神経組織の上部のセンターの仕事が入ってきます。

これらの小部分の微細にわたってわたしたちの意識的な支配はいきわたりません。わたしたちはただ自分のやりかたで、それらを組織し、自分のテーマをつけ足すだけです。というわけで、わたしたちは生まれながらに歩いたり話したりすることはできませんが、これらの活動を成り立たせている音符や和音を出すことは生まれつきの能力なのです。わたしたちの仕事は、それらをうまく組み合わせることの学習なのです。

たとえば、全体重を足にのせると足の筋肉のいくつかは伸展する構造になっています。これはただちに「伸展反射」という反射運動を引き起こします。それは「充電」するようなもので、足への重みが「充電」のスイッチを入れ、その「充電」により、さらに反射が次々と起こり、さざ波のようにからだを上がって、頭と首にいたります。最終的にはわたしたちの伸筋がわたしたちの直立を維持します。でもこれは歩くために起こるべきことに比べたら、まったくかんたんなことです。

歩くことには、全組織の試行錯誤がかかわり、それはわたしたちの神経組織の上部のレベルで行なわれます。組み合わせの行なわれるレベルが高ければ高いほど、これらの組み合わせの仕方に対してわたしたちが影響力を行使することができます。自分の「悪い使い方」のかくれた最大の原因は、わたしたちがまねているモデルそれ自体が不完全だということです。

親をまねするということは、子どもにとってはそれしか考えられないことなのです。歩くことそれ自体には右へねじる動きは不要であっても、母親がそれをしていたら子どもはそのようなねじりを歩くことにつけ加えるでしょう。こういった協調作用のパターンが、自分はこうだと思い込んでいる自分像の中心に座り込んでいて、変えることが一番むずかしいところです。わたしたちの、「いるための筋肉」の第一次的維持パターンは永遠にねじれたまま、この時期に設定され、以後起こるあらゆることの基礎をかたちづくります。

協調作用の感情的パターン

現代の心理療法理論のいうところでは、わたしたちの筋肉には感情が溜め込まれている、ということを前提にして多くのボディ・ワークはこの蓄積された感情を解放しようとします。わたしたちの身体に長いこと閉じ込められていた考えや感情をときほぐそうとします。このように感情を溜め込んでいる身体的側面がすなわち存在するための筋肉であり、そこからあらわれてくるのが図1（五四ページ）に見られる性格というようなものなのです。

もしモデルとするものが貧弱であったならば、わたしたちはみじめな出発をしますし、それは乳児期にとどまりません。年齢を重ね自分とはこういうものだという考えが強まるにつれて、まちがった考えがかたちづくられ、それがからだの動きを支配しはじめます。かつてわたしがワークした女性は乳房が大きく、いつも背中に焼けるような痛みがありました。それは大きな乳房をかくそうと、乳房を押し下げる姿勢からきていました。最終的に彼女は大きな乳房を受け入れ、かくす必要がないという考えをもてるようになりましたが、はじめのうちは強烈な不快感がともない、痛みはつづきました。彼女がそれを受け入れるやいなや、痛みは消えて新しい感情が花開きました。

もうひとつ例をあげましょう。自分が背が高すぎるので低くしなくてはと思ったとします。この行為は、こうなりたいという自己イメージのまちがいから発して、あらゆる有害な動きのプログラムがはたらきはじめ、わたしたちの基本的バランスに干渉し、支配することになります。突然わたしたちの筋肉組織は、「自分」がつくりだした仮想的身体に順応することを要求されるのです。これは人間にしか起こりえない現象だと信じます。「背が高くて困ったな」と思うネコが街を歩き回っているとは想像できませんね。

このようにしてわたしたちは自分自身に対して、つけ足し、ねじ曲げ、変形させ、持ち上げ、つまり、つくりなおし、守ろうとしています。特に感情的なサポートがなかったり、虐待的な環境で暮らす場合はそうなります。「屈みこむ」という協調作用の永続的パターンをもつひとたちがいます。こういう感じのイヌを見ることがしばしばあります。それはかつて暴力を受けていた状況では適切な反応でありましたが、そのような感情的状況が変化した今となっては、そのように固まることによってかえって他人は脅威をあたえるものだとの予想をもちつづけてしまいます。わたしたちはこのような習慣的「屈みこみ」の罠から出られずに、年月を重ねると、この不必要な疑似反応が、身体的（そして精神的）問題を引き起こし、無視することができなくなります。

アレクサンダー・レッスンは、運動としてあらわれるこれらの疑似反応にあなたが意識的に気づき、ほぐしていけるように手伝います。それ以上のことをしようとするのは、たとえば背を高くして立とうと努力することは、問題の解決にはなりません。まずは屈み込む習慣を捨てることであって、屈み込まないという別の習慣をつけることではないのです！

「……それをやらないと決めるのではなくて、それをやることを妨げるのだ。しかもこれは妨げると決めるだけでよいのだ。それをやることを妨げようとすると筋肉緊張を使うことになる」（アレクサンダー）

わたしたちの基本的な協調作用のパターンは決して失われません。それに対しては押しつけがあったりして、そのためにゆがんだ習慣がさえぎり、バランスのとれた状態へもどろうと求めるメッセージが全然とどかないことがあります。「それをやらない」と決めるということで「抑制」が、わたしたちをバランスのとれた状態にもどす試みの核心になります。

アレクサンダー・ワークは、不必要な活動を妨げながら同時に自分自身を回復へ向けて方向づけるという、ふしぎな組み合わせで成り立っています。アレクサンダーが考え出した「方向性」は、わたしたちのからだが干渉されないでおかれたら、どう協調するかを記述しただけのものです。そしてこれらの方向性は、わたしたちの仮想的「自分」が干渉さえしなければ、自然にあらわれるものです。一方で、この「自分」こそが主となって問題を引き起こしながら、解決へのカギを握っているのです。

第七章ではこれらの干渉の性質を正確に発見することにしましょう。アレクサンダーの発見ではひとはひとりひとり異なりますが、おおまかな類似点はありますし、ひとりひとりで注意深く観察することによって、自分自身のすばらしい可能性に対してどんな干渉をしているかを自力で発見することができます。

4

アレクサンダー・レッスン

AN ALEXANDER LESSON

調べてみるとわかることだが，
われわれがワークにおいて
行なっていることは，どれをとってみても
「自然」において状況が正しければ
行なわれていることだ。
どこが異なるかといえば，
われわれはそれを行なうことを
意識的に学習しているということだ。

F・M・アレクサンダー

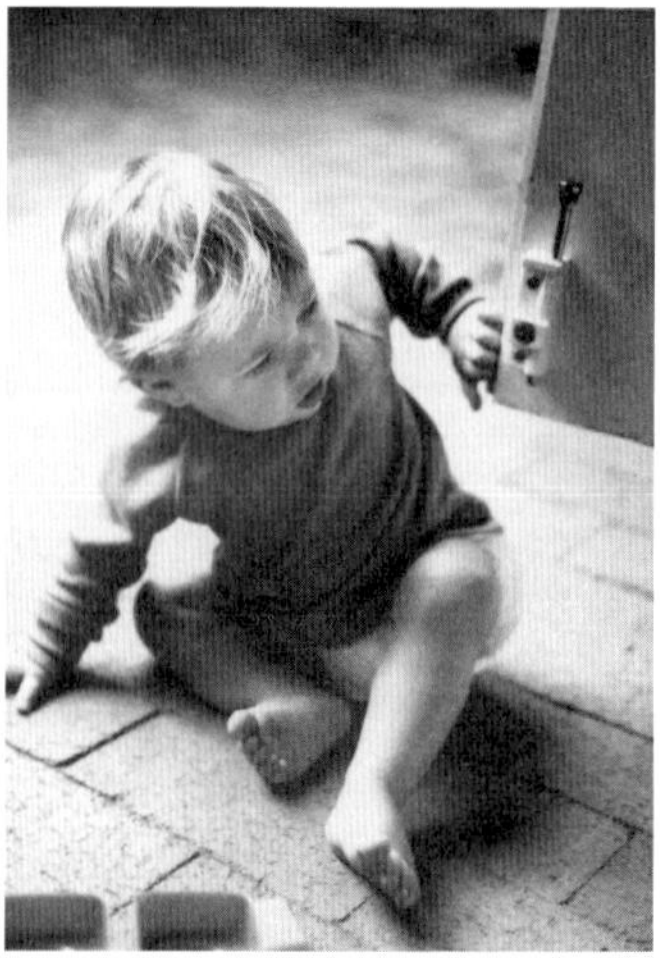

ドアを開ける幼児

ひとがアレクサンダー・レッスンへ来るのには理由が三つあります。第一番目で、そしてもっとも普通なのは、癒やされたいということ——腰が痛いとか、反復運動損傷とか、またはごく普通のストレスとか緊張からの解放です。第二番目として、職業的なものがあります——音楽家、俳優、歌手、運動選手といったひとびとがもっともっと技術を高めるためにアレクサンダー・レッスンはこの上ない助けになります。第三番目に自分自身をもっと良くするために来るひとがいます——姿勢が悪いとか、不器用だとか、運動神経が鈍いとか自分で思っていて、もっとうまくできるようになったり、自信をもてるようになりたいのです。

あなたの目的がはっきりしていることと、動機の強さがレッスンを成功させるカギです。それと、どんな先生を選ぶかということです。レッスンへ行きたい理由が何であれ、あなたにぴったりの先生を選ぶことが非常に重要です。だれにでもぴったりの先生というものはありません――というのもわたしたちはひとりひとり異なっているからです――だれでもあなたの友だちになれますか?

第五章ではアレクサンダーから発する異なった教え方の系譜を紹介します。これは先生を選ぶときの参考になるでしょう。しかし最終的に、ほんとうに問題なのは人柄であって、教え方ではありません。

もうひとつ考えに入れておいてほしいことは、多くのアレクサンダー教師はほかの職業的経験を経た後に、アレクサンダーの教師になる訓練を受けています。たとえば、多くの音楽家が問題をかかえていて、アレクサンダー・ワークに出会い、こんどはアレクサンダーの先生になっていたりします。あなたもそうなるかもしれません。あなたが音楽家だったら、あなたの技術の問題にこたえられる先生のところへ行くのは当然です。わたし自身は訓練を受ける前は俳優でしたから、俳優が役作りで直面する独特な問題を得意とします。ほかに乗馬をやっていたとか、運動選手だったとか、カウンセラーだったとか、いろいろありますから、先生が何をしていたかは知っておくのがよいでしょう。特に選択をしなくてはならない場合に役にたちます。

アレクサンダーの最初のレッスンを受けたからといって、その後つづける義務はありません。もしそうだとしたら、わたしはそんな先生のところへは行きません。最初のレッスンでは、あなたの状況を説明し、費用とか、回数とかを決め、何が予想されるか聞く機会があります。また、この先生とうまくレッスンをつづけられるだろうかという見当をつける機会でもあります。これらのポイントをひとつずつ取りあげてみましょう。

先生を選ぶ

アレクサンダー・ワークは個人の深いところまで入りこみます。

先生はあなたについて多くのことを知りますが、あなたは先生のことを知らずに過ごすかもしれません。それは個人的なことについて根掘り葉掘り尋ねられるということではありません――アレクサンダー教師はカウンセラーではありません――しかしレッスンの性質として、あなたの世界観や人生観の本質にまで立ち入ります。あなたが一生かかえてきた習慣を変えるというのですから、そのようなことになりますね。あなたの人生経験の内容があらわになるのではなくて――ここがセラピーと異なるところですが――あなたの「処世法」があきらかになります。あなたがどのようにことを進めるか、成功と失敗にどう対処するか、不安と恐怖を起こさせるものは何か、難問にどう立ち向かうか、といったことです。

わたしが今までに何人の先生とワークしたか、数知れません。何人かの先生の助けで、わたしも自分自身でいることの実感を得ることができました。一方で、そのひとの格好だけが印象として残っているひとたちもいます。ほとんどなんの影響もないひともいれば、普通だったり自分だけでは達することのできない深い感情へみちびいてくれた先生もいます。

どのように先生があなたに影響するかには、三つの要素があります。

一、先生としての技術
二、生徒としてのあなたの受容性
三、ふたりの個性からくる化学変化

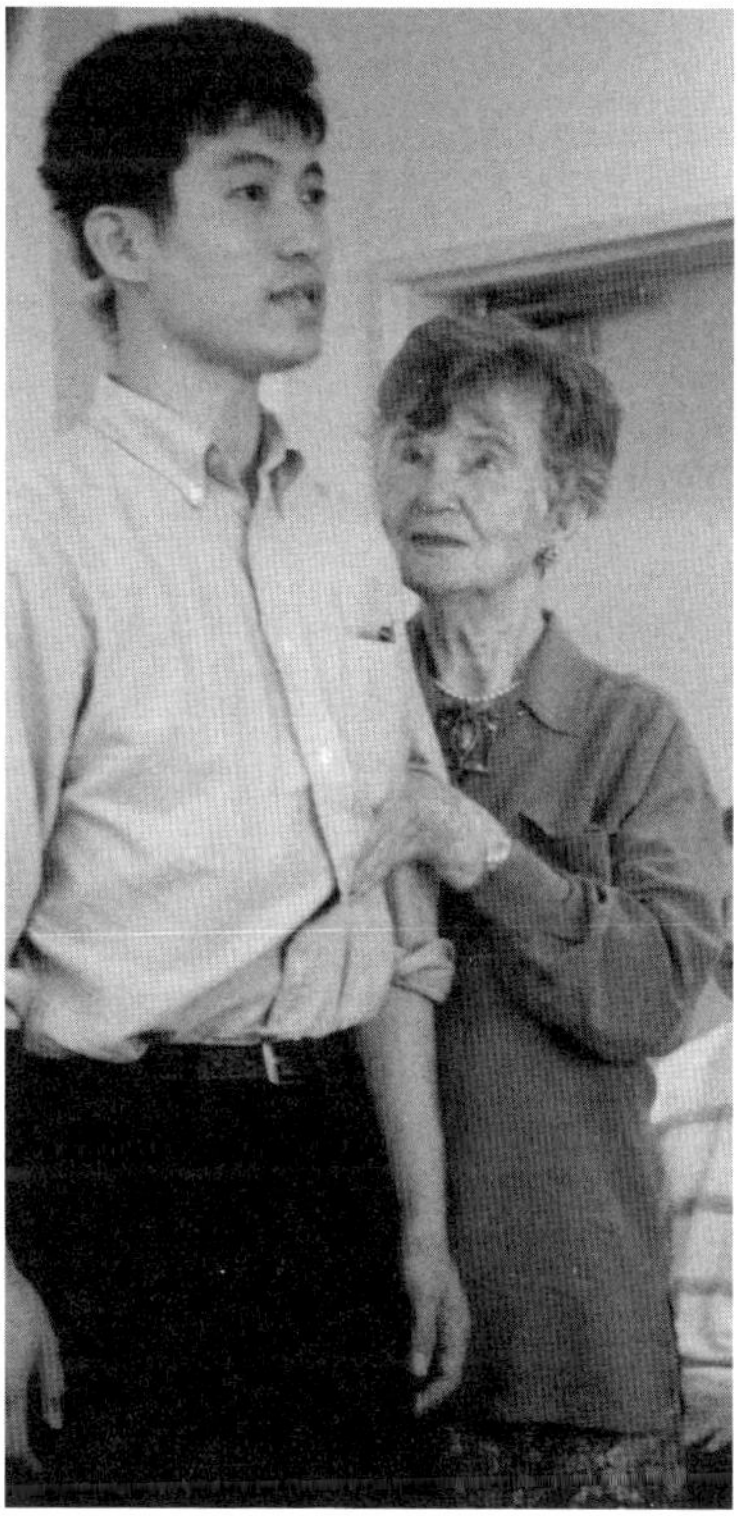

エリザベス・ウォーカーと生徒
エリザベス・ウォーカーが日本で教えているところ。彼女はアレクサンダーが 1955 年に死ぬ前に，直接訓練をした数少ない存命の教師のひとり。〔写真　多田明弘〕

先生の技術

第五章では異なった教え方のスタイルを調べます。それぞれ異なった性格に合いますが、ほんとうに重要なことは、あなたは何を学習しましたか、ということです。

アレクサンダー・ワークは教育的プロセスですから、最初のレッスンにおいてさえも、何かを学習してほしいのです。アレクサンダー・ワークはとてもややこしく、経験にもとづいていますから、一レッスンだけで何か学べるなどと思うのは、おめでたすぎると言い張る先生方もいますが、わたしは違います。わたしは過激な立場をとり、恩師マージョリー・バーストーのおかげで、アレクサンダー・ワークはかんたんだと思っています。それをややこしくしているのは、わたしたち自身の古い習慣なのです。

とはいえ、学習は知識にとどまるものではありません――それは存在論的なものです。アレクサンダー・ワークで触れられることは、あなたのあり方、あなたが自分をどう感じるか、に影響します。ある先生がいったように、あなたは想像上の自分ではなくなり、ほんとうの自分になるのです。わたしたちが普通に思っている学習の概念にとって、これはコペルニクス的転換なのです。

もちろん、すべてのレッスンがそのように深いものであるわけではありません。かんたんなことをひとつだけ学習することもあります――たとえばあなたがどのようにしていつも頭を後ろに押し下げているか、それが肩こりの原因なのだ、というようなこともあります。こんなことのほうが、もしかしたら、「偉大な経験」よりも実際的価値は大きいかもしれません。いずれにせよ、先生は何かをあなたに教えますから、わけのわからないままにほうっておかれることはありません。とはいえ、アレクサンダー・ワークにはいつも説明しきれない部分が残ります。わたしたちは人間なのですから。

生徒としてのあなたの受容性

これはあなたが思っているより重要です。というのはアレクサンダー・ワークがうまくいくかどうかは、それに対するあなたの受容性に比例するからです。良いアレクサンダー教師はあなたに対して何も「しません」――何かしているように見えることは確かですが。これからも説明をすることですが、先生はあなたの神経組織に誘いかけて、ある種のはたらき方をするようにします。それがうまくいくためには、あなたの協力が必要です。もしあなたが冷笑的で、欠点をさがしたり、否定的な証拠を見つけようとすれば、たぶん見つかります。

アレクサンダー・ワークはとても微妙なものなので、はじめは何も起こっていないと感じ、これは大変なインチキだと思うひともいます。確かに、かけだしの教師だったわたしは、わたしの生徒がそんなふうに思うことを心配しました。わたしの友だちで、後に教師養成トレーニングに入ったひとも、一年目のレッスンではほとんど何も感じなかったといいました。ですから、こういうことがあなたにも起こることはあるかもしれません。ともかく、あなたがこころを閉ざしていれば、何が起こってもあまり感じることはないで

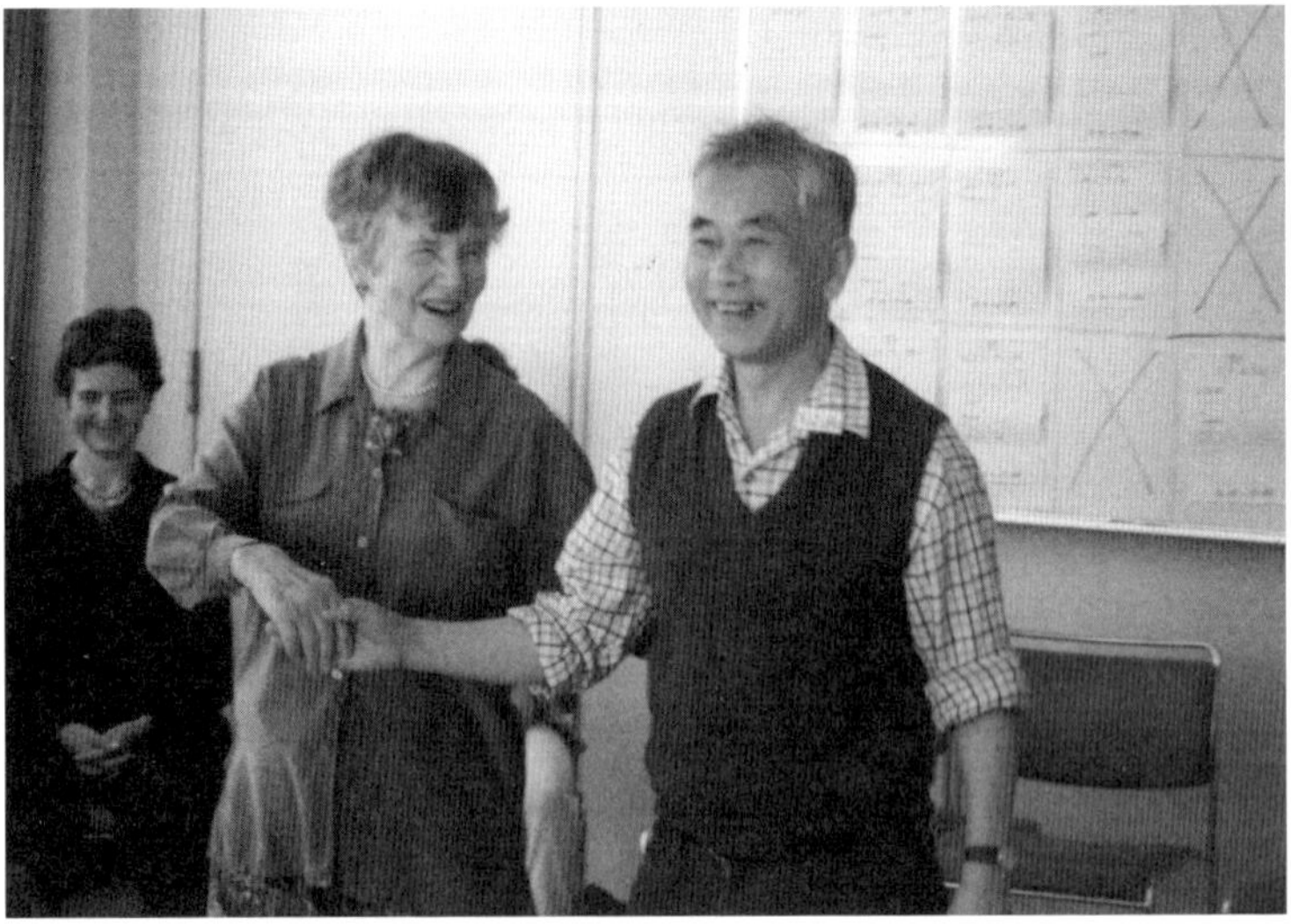

エリザベス・ウォーカーと片桐ユズル
アレクサンダーから直接学んだエリザベスと翻訳者のユズルがレッスンをたのしんでいる。アレクサンダー・レッスンで必要なことは，まちがいをおかしたり，それを面白がってみるための，時間と空間を感じることです。〔写真　多田明弘〕

しょう。そして「新しい経験」とか「方向性をあたえる」とかは、ちんぷんかんぷんな心理学用語にすぎないと思うでしょう。わたしの友人が長続きしたのは、ここには何か得るものがあると信じたことと、ダンサーでしたから、それを得たいと心に決めていたからです。動機がすべてです。

また不幸なことに、自分は来たくないのに、保険会社とか上司にいわれたから、というひとたちにもわたしはレッスンをしました。こういう考えで来られると困るのです。彼らは一番手ごわいのです。彼らはここにいたくないのですから。彼らはだいたい痛みに悩んでいるのですから、どんな助けでもほしがるはずと思うでしょう。

少なくとも、わたしはそのように素朴に考えて、ずいぶん前のことですが、そんなプロジェクトを引き受けたことがありました。これはわたしには良いレッスンになりました。ですから今は生徒がレッスンから何を得たいのかきちんと引き出すことに気を使っています。それはひとによって大変に異なり、わたしの教え方に影響しますから、重要なことです。先生のところに行く前に、このかんたんなワンステップを考え抜いてくださることを強くおすすめします。そしてはじめて先生と会ったときに伝えるようにしてください。

ふたりの個性からくる化学変化

命令されるのを好むひとたちもいます。それが嫌なひとたちもいます。先生をよろこばせようとするひとたちもいますし、そんなことは気にしないひとたちもいます。わたしたちはみんな異なっていますし、アレクサンダー教師の教え方もこれを反映して、あらゆる種類の先生方とあらゆる種類の教え方があります。

もしあなたが質問に答えるのが嫌いで、ただ黙って吸収するのが好きでしたら、いつもあなたを質問攻めにする先生と続けなくてもよいのです。特にそれが不安を引き起こすような場合には。レッスン中に不安を感じたら、学習どころではないでしょう。かつてわたしはかなり挑発的な教え方をしていました――生徒自身に自分で責任をとらせるために、いま何が自分のなかで起こっていると思うのかを、いわせるようにしていたのです。後になってわかったことは、生徒の恐怖反射を刺激するのは、決して自分自身の責任をとらせるのに得策ではない、ということでした。それでわたしはアプローチをやわらかくして、もうすこし忍耐強くしました。

あなたの先生は忍耐強いですか？　あなたはまちがいをする余裕があると感じることが大切です。そうでなければ、先生をよろこばせたいモードに入ってしまい、それはアレクサンダー・レッスンにとって致命的です。アレクサンダー・レッスンではあなたの一生の習慣を変えることを学習しているのですから、そのためにはサポートされているという感じが大切です。しかしながら、サポートのあらわれ方は、あなたの人生観によって、異なってきます。

たとえば、わたしが好きなのは、はっきり考え、はっきり話す先生です。わたしの先生のマージはそういうひとでした。わたしがはずれたりすると、ぴしゃっと叩かれることさえありました。もちろん冗談めかしていましたが、本気でした――叱られ、叩かれるのです。多くのひとはそれを許せませんでした――感情的に許せないだけでなく、思想としても。それはマージがまちがっていると彼らは思いました。しかし、わたしはそのようには反応しませんでした。第一にわたしが理解したことは、マージは一八九九年に生まれ、わたしとは非常に異なった価値観で育ったのです。第二に、そしてもっと核心にあったことは、マージの行動はまったくわたしの学習を助けたいがためであり、わたしは学びたかったのです。叩いても怒りはまったくありませんでした――ただ慈悲でした。というわけで、問題はありませんでした。わたしは傷つかず、実際それは笑ってすませることでしかなかったと思います。わたしたちふたりはそれを笑いの種にしていました。

アレクサンダー自身もティーチング・ルームからほんとうに，ひとをほうり出したそうです。レッスンに対して注意を払おうとしなかったからです。今日このようなことは聞きません――訴えられますからね。でもそんなことが起こったら面白いだろうとも思います。あなたはそう思わないかもしれないし，わたしがひねくれているのかもしれません。これは何が正しいかとかいうことではなくて，今あなたにとって何が有効かということなのです。

アレサンダー教師は人間ですから，あなたの隣人と同様に不安定でありえます。そういうわけですから，有効な化学変化があなたにとって起こるような先生かどうかを確かめましょう。そうしないと，あなたはいつもちょっとばかり自分自身を守ることになります。そして「守り」は一種の緊張にほかなりません。アレクサンダー・レッスンはほかの何とも異なっていますから，定期的レッスンをはじめる前に，相性のよい先生を選ぶことがたいせつです。

先生の手によるワーク

あなたの先生はあなたに触ります。絶え間なしに。それはどんな感じでしょう？

このタッチがどれほど特別なものであるかを示す話があります。何年間もわたしは実験として馬にアレクサンダー・タッチをしてみました。実際に，たいていの馬たちはこれが好きです――もっとやってほしいといわんばかりに鼻面を寄せてくるのです。こころ温まる経験です。ところが，ひとつだけ変な抵抗をすることを観察しました。アレクサンダー・タッチを嫌がる場所があって――それは傷をしたところです。おかしなことには、その同じ場所も普通になでたりさすったりするのはよいのですが、アレクサンダー的な意図をもって触れるや否や彼らは引いてしまうのです。あたかも彼らは本能的に、こういったアレクサンダー・タッチは内側をひっかき回すのであって、普通のなでたりさすったりとは異なることを知っているようでした。

アレクサンダー・タッチは確かにあなたの内側をひっかき回します。それは協調作用の自動的プログラミングを内側から測定します。じょうずな先生にかかると、それがあなたとは関係なしに起こってしまうことが感じられます。先生がうまければうまいほど、あなたは考えずにすみます。アレクサンダーは晩年、レッスンを終わって出て来るときに、自分の手を見ながら、もはや生徒に考えさせなくてもよくなった、なぜなら彼の手がすべてをしてあげてしまうから、といったそうです。

わたしは長年アレクサンダー教師の訓練をしてきました。はじめて手で触れる練習をするようになったときにする、ひとつのレッスンは、生徒に触れる手の三つの使い方を区別することです。

一、聞く
二、誘う
三、命じる

これらをひとつずつ分析すると役に立ちます。生徒としても、先生が手で何をしようとしているか理解する助けになります。これは特別のものです。

手で聞く

先生はだれでもこの訓練を受けなくてはなりません――レッスンを受けたことがないひとに説明するのは困難ですが、たとえてみればこのようなことです。想像してほしいのはあなたが手で、何かの物体をそれの中心軸によって立たせようとする、**図6**のような場合です。あなたはそれの重さを引き受けずに、しかもそれによりかかるのでもありません。そこであなたと物体は別々のバランスを保っています。

矛盾するようですが、同時にバランスの相互依存関係があります。たとえば、物体がバランスを失うご

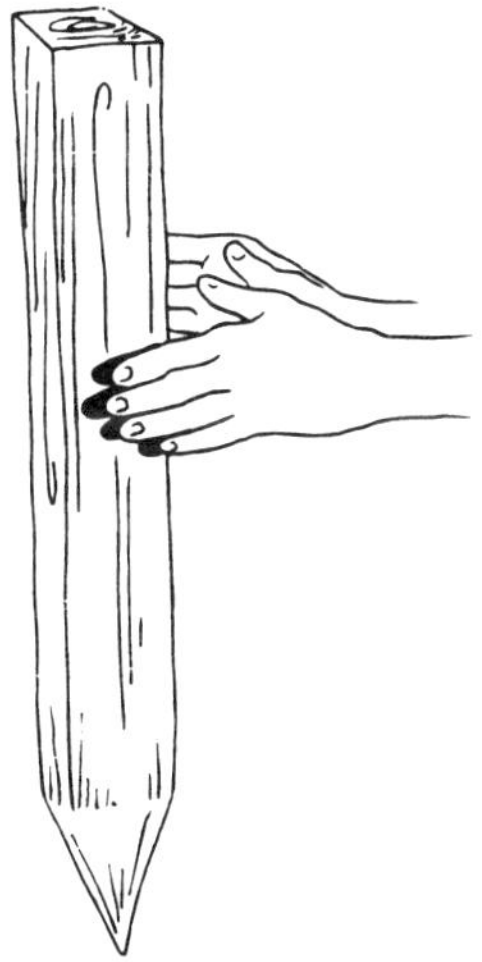

図6　聞く手：物体が傾いたら，それを感知し，反作用します。あまりに倒れすぎて重さを引き受けなくてもすむようにします。

とに、あなたはやさしく修正します。あなたのほうが物体に重さをかけすぎ、それがまた倒れそうになったら、あなたはさらにそれを修正します。このような絶えざる修正は、物体のバランスを聞くことによってのみ可能になります。変化に気づき反作用することが早ければ早いほど、あなたの努力は少なくてすみます。

アレクサンダー教師はあなたの協調作用をこんなふうに聞く訓練を受けています。あなたの協調作用に絶えず起こっているバランスの変化について無数の情報を受けとります。そしてその情報にもとづいて、彼らの技術の第二の側面を活用させることになります。

手で誘う

第七章にくわしく書いてありますが、からだのいろいろな部分は、立っているときにも、いろいろな方向性をもって動いています。立つということは、調整と再調整のプロセスをともなう動きなのです。チャールズ・シェリントンというノーベル医学賞をもらった二十世紀初頭の生理学者がいました。彼はアレクサンダーの仕事に好意的な発言をしていましたが、かつてこんな指摘をしました。「立つことをしているヒトは絶えず破局の絶壁にいる」というのです。よちよち歩きのはじまりを見ればそれの真実がわかります。それはアメリカのモダンダンサー、スティーブ・パクストンがいったように「内なるダンス」です。

というわけでアレクサンダー教師の手が耳を傾けているのは、あなたの絶えざる内なるダンスです。あなたの頭が後ろへ落ちます、首がめりこみます、胸が屈み、腰が反ります、お尻を前に突き出し、膝を固めます、といったようなことです。これらの大きな動きのなかの微妙なバリエーションについては、まだひとこともいっていませんが。

あなたが現在やっている協調作用のパターンがわかったら、こんどは先生は手を使って直接あなたの神経組織に話しかけます。そして異なった種類の内なるダンスへと誘います。それほど下向きの圧力をかけたり、緊張をしないですむような種類のダンスです。これは複雑な誘いです。というのも、毎秒ごとに何千何百万の運動ニューロンが絶えず変化しつつある何千何百万の状況に反応して、何千何百万の筋腺維を興奮させているのですから。そのなかでアレクサンダー教師の手が何かいわせてもらえるなどとは驚くべきことです。アレクサンダー教師がこの基本的技術を身につけるだけでも三年間の訓練がいります。

なぜ先生は普通にことばで協調させるように言ったらよさそうなことを、手で誘うのでしょうか？　手で触りまくったりするより、そのほうがずっとかんたんではありませんか？　実際に、良い先生はそのようにします。ただし、手を使ってあなたの内部に先生が経験してほしい感覚を引き起こした、その後でします。この理由はかんたんです。あなたの協調作用は「あなた」が起こしているのでは、ありません。というのは、考えてごらんなさい。あなたはほんとうに支配してはいない、あるいは感じてさえいないのです、毎秒ごとに微妙な変化が、あなたの頭、首、胸、骨盤、腕、脚とアゴで起こりながら、あなたはこの本を読んでいるのです。これらすべてが今起こりつつあることを感じることができますか？　もちろん、できません。何が起こっているかはまったく知らないのです。実際、アレクサンダーはこういいました。

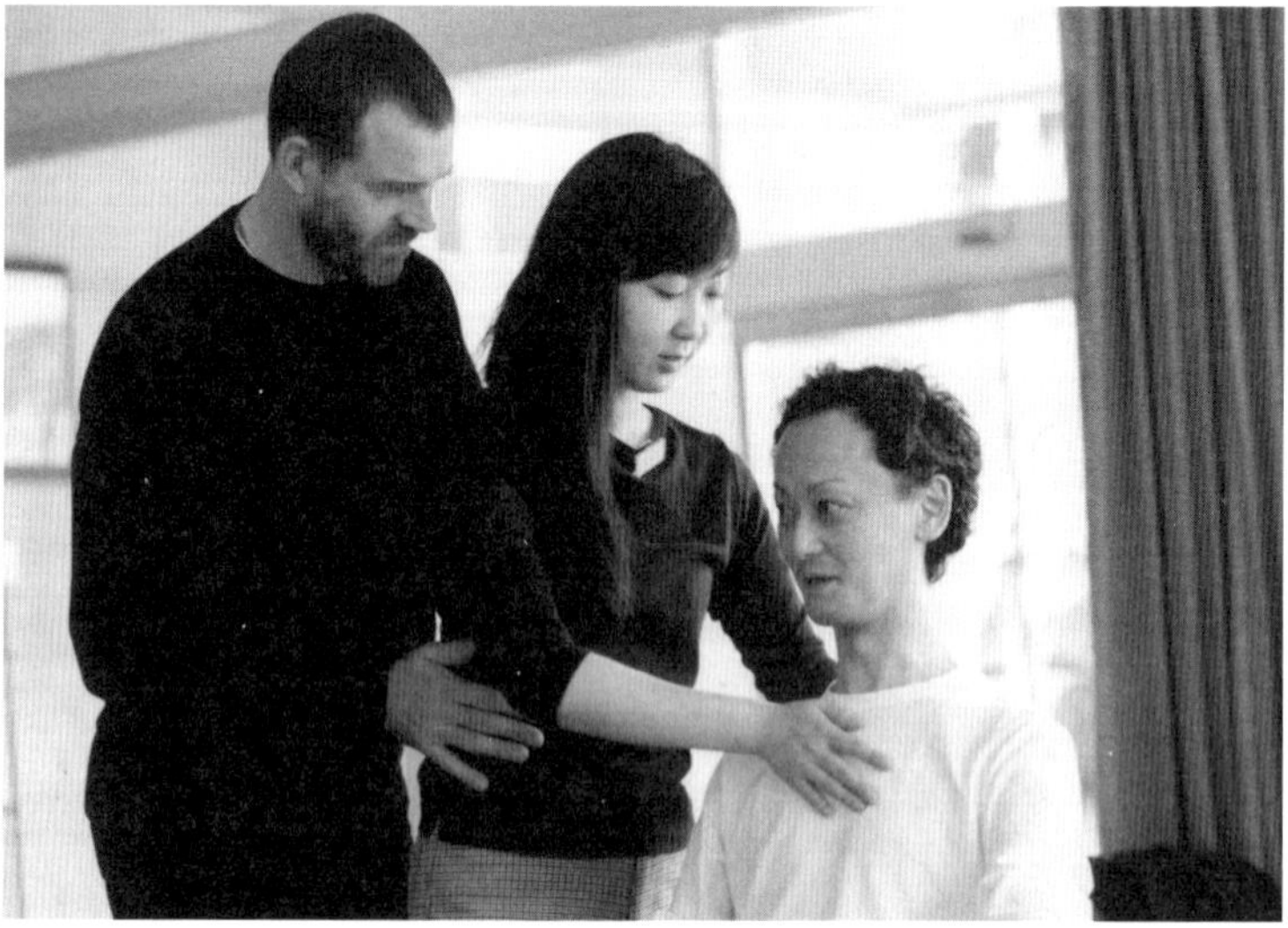

ジェレミー（左）と生徒たち
著者ジェレミーの日本における学校では４年間かけてタッチの協調作用を学び，アレクサンダー・テクニークを教えることができるようになります。〔写真　多田明弘〕

「わたしたちが自分の状態を知らないでいるのは、イヌやネコが自分を知らないのと同様だ」
（アレクサンダー）

何かがこの内なるダンスをみちびいていますが、それが「あなた」でないとしたら、それはだれでしょう？　それはあなた以外のだれでもありませんが、たいていの場合に自分だと思っている意志的な自分ではありません。この内なるダンスを操っているのは大脳皮質よりも意識下のセンターによるもので、脳幹神経節、中脳、後脳などの恐ろしげな名前がついています。幸いにも、これらのセンターは暗示を受け入れますから、アレクサンダー教師の手の誘いによって統合的にダンスしてくれるのです。もしこれがうまくいって、あなたも先生の手の誘いとうまく協調すれば、まもなくからだに変化を感じます。これをあなたに経験してほしいと、アレクサンダー教師は誘うのです。

手で命令する

先生の手があなたの気をひくことができなければ、あなたは動くはずがありません。ですから、あなたの協力がどうしても必要なのです。アレクサンダーの手がもっていたほどの能力のある先生は、世界中にほとんどいません。アレクサンダーは片手をあなたの頭のてっぺんにおいて、イスからあなたを文字通り引っ張り上げて立たせることが、彼の手にある方向性により、できたのです。それは（伝えられるところによると）まったく奇跡のように生徒を空中に吸い上げる感じで、そのひとはどうしようもなかった、といいます。

わたし自身はいまだにそのような経験はしたことがありません。しかし先生の手がほんとうに効果的なときには、たしかにあなたの協調作用に何をするかを命じます。その結果あなたは何もしないみたいなのに、あなたのからだが変容しているのに、ただただ驚くのみでしょう。これはほんとうにすばらしい感じなので、多くのひとびとがレッスンをやめられなくなるのです。

しかし命じる手は押しつける手にもなりますから、これはわたしの教師養成コースで警告していることでもあります。教師があなたを操って、教師があなたにとって正しいと感じるパターンに入れてしまうことは、それはど心地よい経験ではありません。アレクサンダー教師と詐称するひとたちはたいていこのようにやります。それらしくは見えるけれど、自分自身ではなくなるようなレッスンは避けるほうがよいのです。このことはまた先生があせるとか、偉そうにするとか、正しいことを知っていると思い込んでいるときにも起こります。それはあなたが判断しなくてはなりません。レッスンは具体的に得ることがなくては、続きません。

問題の核心は、よい先生はあなたにとって何が正しいのかは知りません――それは言いすぎですが、悲しいことに、それを知っていると思いこんでいる各種の施術者たちがあまりにも数多くいます。わたしたちアレクサンダー教師が知ることは、あなたにとって何が利益にならないかということです。アレクサンダーはいいました。

「自分がまちがっていることを知ること、世界中でわかることはこれだけだ」（アレクサンダー）

まちがったことが起こらないようにやめることの学習から、行動への正しい方向が解放されてきます。このために先生の手が直接あなたの運動系に話しかけます。同時に先生のことばがあなたの意識に訴えます。すると先生と生徒の両者が、不適切な動きのモザイクが起こるのを防ぐことを、いっしょに学びます。いまではこれらもろもろの動きがいっしょになって不協調作用を引き起こし、それであなたはレッスンに来たのでしたね。わたしの先生のマージはいったものです。「あなたが獲得するのは、いままで持っていたものの喪失です」。そして彼女の目がキラっとするのです。

レッスンの実際

あなたの先生の流派によって、レッスンの進行は異なります。その違いについては第五章にくわしく書いてあります。ここではどの流派のアレクサンダー・レッスンにも共通の、中心的要素について書きます。あなたのレッスンにおいて、もしかしたらどれかが欠けているかもしれませんが、そのときは、自分にたずねてみてください――わたしは何かを学習しているだろうか？　答えがイエスでしたら、どうぞ続けてください。どの先生にも自分自身の方法論を発展させる権利があり、それはわたしがここで描くものとは異なっているかもしれません。いろいろあるのはよいことです。わたしの場合は次のようになります。

どの先生でも持つひとつの目的は、あなたに新しい感覚を提供することです。この協調作用の感覚は、あなたにとっては不慣れなものですが、もっと楽で、自然なものです。よい先生はこの経験を最初のレッスンであなたにあたえます。しかし、レッスンがそれだけだとしたら、わたしたちは自分を「先生」とは呼ばないでしょう。

もっと大切なことは、レッスンによって、その新しい感覚を、あなたに理解できるような脈絡に入れることです。あなたは、この新しい感覚をどのように発生させることができるのかを学習するために、レッスンにきたのです。これら二つの要素が達成されるためには、三つのプロセスの微妙な相互作用が必要です。

一、観察
二、解釈
三、実験
これら三つのプロセスは三種類の活動に応用されます。それらはアレクサンダー用語でいうと、
一、チェアワーク
二、テーブルワーク
三、応用活動

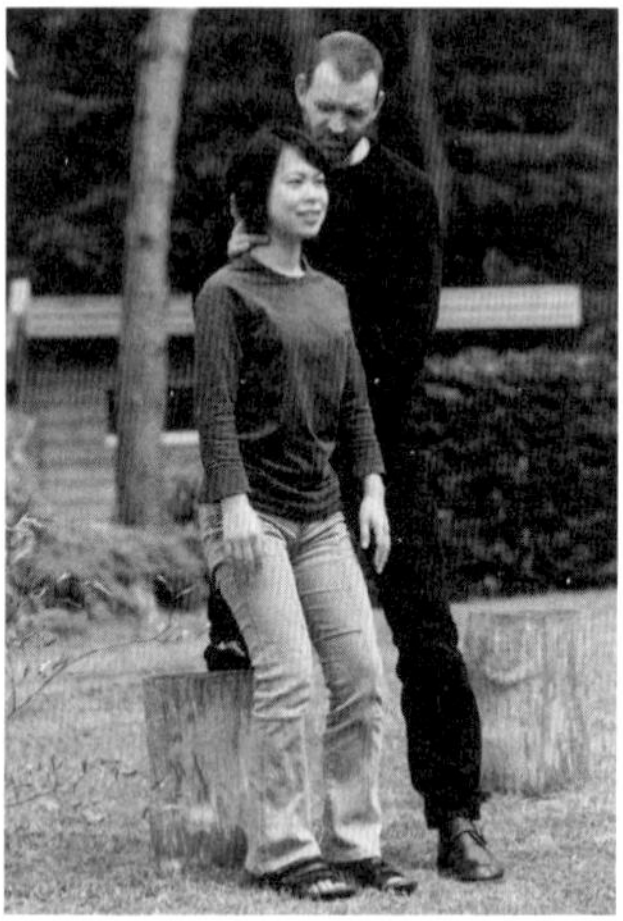
ジェレミーと生徒
チェアワーク：著者が生徒と座る動きのワークをしています。アレクサンダー・レッスンでは日常の動きをガイドされ，エネルギーの再方向づけを学びます。〔写真　多田明弘〕

となります。まずはこれらをかんたんに説明してから、次に観察、解釈と実験がその三つの活動とどう関係しながら、レッスンの二つの目的を達成するのかを、調べてみます。

チェアワーク

これはほとんどのアレクサンダー教師がレッスンの中心にすえている古典的な活動です。ここではあなたはイスから立ったり座ったりを先生に助けられながらしますが、一回ごとに新しい結果にいたります。一度わたしは、風変わりなおじいさんを教えたことがあります。そのひとはふさふさの口ヒゲを生やしていましたが、レッスンを終えてドアを開けて出ていきながら、突然立ち止まると、振り向くや否や、イスを眺め、わたしを見ながら、頭を振って、こういい放ちました。「大変な生計の立て方もあるものだ！」たしかに大変なことです。イスからの立ち方を習うのに金を払うなんてことが、よそであるでしょうか？このことについてアレクサンダーはいいました。

「イスから立ったり座ったりすることは、それが最善の状況下でするとしても、それ自体に価値はない。それは単なる体育だ。動きを起こすにいたる準備をどうしているかということが問題なのだ」（アレクサンダー）

というわけで、実際にあなたが学習しているのはイスからの立ち方ではなくて、それは装置というか方法

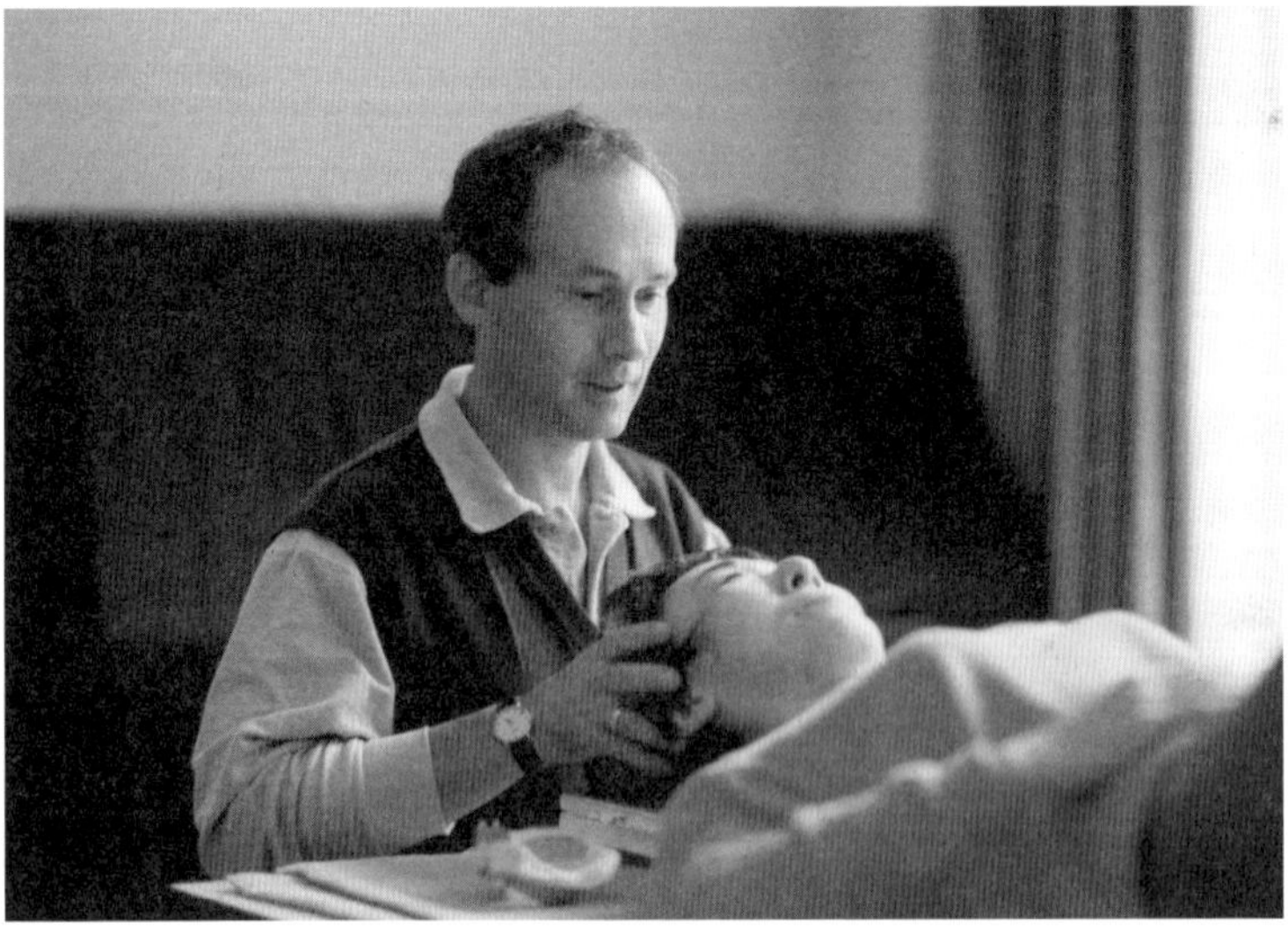

ピーター・グルンワルドと生徒
テーブルワーク：ピーター・グルンワルドはしばしば日本を訪れ，アレクサンダー・テクニークを応用して，目の使い方をおしえています。〔写真　多田明弘〕

なのであって、それが目的ではないのです。あなたが学習しているのは刺激（この場合では立ったり座ったりすること）に対する不適切な反応を抑制し、もっと有益な協調作用の状況があらわれるようにすることです。ひとたびこの手続きが学習されれば、それはいつでも、どこでも、何に対してでも、応用することができます。

「もしあなたがひとつの進歩のためにこの原理を応用するならば、その学習は大当たりということだ」（アレクサンダー）

テーブルワーク

生徒たちはテーブルワークが好きです。あなたは仰向けに横たわり、膝を立てて、頭を何冊かの本の上に乗せています。この姿勢を「セミスパイン」と呼びます。そして先生がやさしく助けて、あなたの胴体や手足が長くなります。このプロセスについて詳しいことは第六章の「3　セミスパイン」の手順に書いてあります。また**図10**と**図11**（一八〇、一八二ページ）を見てください。

黙ったままワークする先生もいるし、雑談しながらする先生もいます。先生によってはあなたが考えることを指示しながらやりますし、またはいろいろな活動をセミスパインで横たわったままさせるひともいます。

アレクサンダー自身はほとんどテーブルワークをしませんでしたが、それに反対したとかいうわけではありません。伝えられるところによれば、彼が先生たちにいったことは、生徒に対して直立で効果が得られないときは、テーブルに乗せてワークしたらよいのですということでした。アレクサンダーはすごいひとでしたから、テーブルワークをしなくてもよかったのです。彼の手が一分間に起こすことのできる変化は、わたしだったら三〇分以上かかるでしょう。わたしたちはアレクサンダー・テクニークを名乗ってはいますが、アレクサンダー自身ではありませんから、テーブルワークはレッスンに欠かせない一部分となるのです。

わたしの個人的見解として、ときどき生徒はテーブルワークに愛着をもちすぎます。それは教育的というよりは治療的であり、それはそれでよいのですが、アレクサンダー・レッスンは何かを教えるもので、単に気持ちよくするだけのものではありません。テーブルワークしかやらない先生もいるという話を聞きますが、驚くほかはありません。レッスン中すべて受動的に仰向けに寝たままでいて、どのようにあなたの協調作用を変えていくことができるのでしょうか？　それができると主張する先生がいることも知っています。アレクサンダー自身はセミスパインで寝てばかりいる生徒に対して、しばしばきつくあたったそうです。「彼らはさぼって寝てるだけだ」といって、助手を起こしにやったそうです。テーブルワークを楽しんでください、けれどもそれはレッスンに代わるものではなくて、レッスンをサポートするものなのです。

　しかしながら、セミスパインは、あなたが自分の日課として生活に持ち込める唯一の練習らしきものかもしれません。これがアレクサンダー・レッスンについてもうひとつわからないことかもしれません。いろい

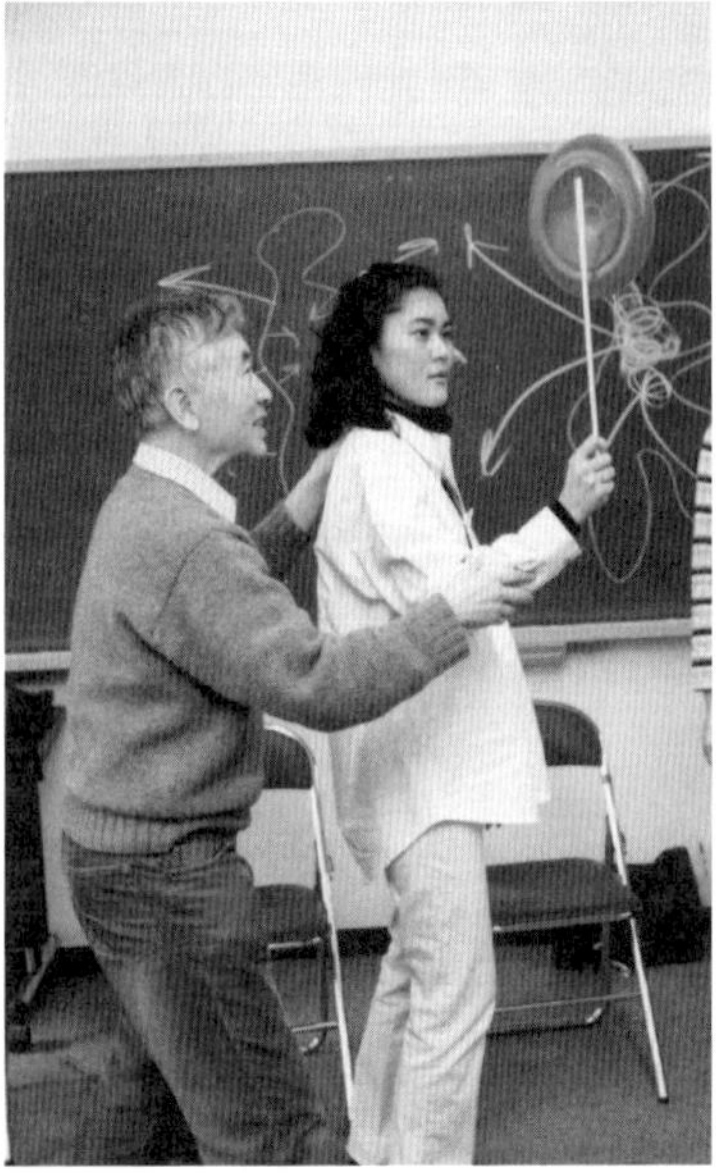

ユズルと皿回しする生徒
応用活動：バランスについての考えをしらべる面白い方法を訳者と生徒が試みている。いろいろな活動をとおしての学習は面白くて創造的なものです。〔写真　多田明弘〕

ろたくさんの活動を調べてみることはできますが、家へもってかえって、ひとにやってみせるとか、自分でできる練習として形の決まったものは何ひとつないのです。

あなたのレッスンで起こったことを誰かに説明してごらんなさい。聞き手の目には霞がかかってきます。レッスンはあなたの意識状態を変えることですから、最善の理解はそれを経験するほかないのです。レッスンが教えることは、三つの過程——観察、解釈と実験を応用して、この経験にいたるということであり、あなたのやっている活動の種類は問いません。

応用活動

チェアワークはひとつの活動ですが、それ以外にも先生は少なくとも歩くこと、からだを曲げること、腕を使って何かすることを調べます。しかし、多くのアレクサンダー教師はそれ以外のことは調べません。アレクサンダー自身もそうでした。覚えておいてほしいのは、学習のフォーカスになっていることは、あなたの協調作用を変えるために使われる原理であって、活動それ自体ではないのです。最終的にあなたが何をしようとかまわないのです。

それはそれとして、アレクサンダーの発見を特定の活動との関係において調べてみる価値はあります。たとえば楽器演奏とか、ダンスとか、陶芸とか、特にあなたの日常生活の定期的な一部として行なっているような活動です。それが価値があるというのは、このことをあなたのアレクサンダー・レッスンで調べてみることで、その活動それ自体が手掛かりとなって学習したことを応用できるからです。わたしは一度わたしの恩師マージが、女のひとがオーバーオールを着るのを助けているのを見ました。あなたも何か応用活動を調べてもらえるかどうか、あなたのアレクサンダーの先生にたずねてごらんなさい。こんなことに慣れていない先生もいるかもしれませんが、たいていの先生はよろこんで、いっしょに調べてくれるでしょう。この点についてもっとくわしくは第五章「教えの系譜」をごらんください。

観　察

わたしの先生のマージはこういったことがあります。

「わたしは生徒が自分のことを観察できるようになるまでは、教えません」（マージョリー・バーストー）

というわけで、レッスンがはじまるや否や、あなたがイスから立ったり座ったりするごとに自分自身についての観察をたずねられるでしょう。これは先生があなたにワークする前に聞かれるかもしれないし、ワークの後で聞かれるかもしれません。まずあなたは困惑するでしょう。いったい何を観察したらいいのでしょう?

生徒はしばしばこのようにいいます、「わたしをイスから押し上げた」とか「力がいった」。もちろん、これらは観察ではありません。解釈です。学習の第一段階は観察と解釈の違いを知ることです。もしあなたが「自分を押し上げた」とかいうとしたら、何を押し上げたのですか?　特定しましょう。腕ですか?　脚ですか？　もしあなたが「力がいった」としたら、それは観察ではなくて、あなたの経験にもとづいた主観的な判断です。あなたの実際の経験は何でしたか？　それを説明できますか？　それを「力がいった」と解釈させた要素は何でしたか？　これらの要素を理解するようになれば、それらを変えることができるようになります。少なくとも変えるための実験をできるようになります。

観察ということの大まかな定義をわたしは生徒に次のように教えています。自分のやったことを目の見えない人に説明すると想像してください。「がんばる」とか「あせる」ということばは正確に視覚化することが困難です。しかしながら、あなたがこういったとしたらどうでしょう。「わたしは膝を寄せて肩を持ち上げ両手を太ももに押しつけた」。そうすれば目の見えない友人にも、あなたのやったことが、かなり理解できます。あなたがそれについてどう感じたかをいっても、こうはいきません。

わたしの先生のマージは、アレクサンダー・レッスンの一側面として新しい言語の獲得があると教えました。あなたは新しい語彙を発展させ、それによって自分の協調作用という領域を自信をもって旅行できるようになります。わたしの友人の外科医がかつて断言したことは、「ロンドンのタクシー運転手は外科医と同様にロンドンの町を知りつくしている。両者とも名前、場所、それらの何百という関係のつけ方を知っていて、その知識を使ってひとびとを助けます。原理は同じだと外科医はいいました、ただ語彙と、その指示物と、目的が異なるだけです。同様にして、アレクサンダー・レッスンはゆっくりと新しい語彙を定義していきますが、この場合に指示物は感覚であったり運動であったりします。

観察の過程とは、これらの新しい感覚に名前をあたえることです。種類に分別して、いままでに存在しなかったような記述の仕方をつくりだします。ゆっくりと、自分の観察をもとにして、語彙体系をつくりあげ、自分の協調作用をよりよく理解し伝達できるようになります。

しかしながら、観察だけでは役に立ちません。それは、より広い流れのなかで理解されなくてはなりません。やがてそのときがくると、これら観察について考え、どのように解釈したらよいのかを、疑問に思うようになります。

解釈

「このイスは座り心地が悪い」。しばしばこのようなことを聞きます。ひとはどこでも、いつでも、このようなことをいいます。あなたもときどきいいますね。しかしこの見方の背後には、無益な解釈があります。あなたよりもイスを重要視することで、あなたが直接的に状況を変える力が失われます。しかしながら、そこに真実がないといっているのではありませんよ。ただそれは解釈にすぎないのです。そして解釈はあなたが真実だと思えば、そうなってしまいます。それに代わる解釈は何でしょう？「この特定のイスに座ると、わたしは何か自分に対して不快になるようなことをやってしまう」としたらどうでしょう？こんどは責任はどこにありますか？　イスではありません。あなたは自分で責任をとって、その無生物に対する非難をやめました。このように責任をもって暮らすことは愉快ではないかもしれませんが、あなたに脱出の可能性をあたえます。このように解釈すれば，異なった種類の行動が可能になります。

というわけで，完全なるイスを探してエネルギーを費やす代わりに，もっと役に立つことに専念して，自分に不快をもたらす自分の行動を発見すれば，それをやめることができます。こんなふうに考えてみます……。このイスに座るひとはだれでも，あなたと同じ不快を経験するのだろうか？　もちろんそうではありません。というわけで，どうやら，あなたの不快はイスだけのせいではありません，あなたの感じはそうだとしても。それはあなたのせいでもあるのです，イスに反応してあなたがやっている何かでもあるのです。あなたのアレクサンダー教師がその発見をお手伝いします。それがまずはレッスンを受ける理由でもあるの

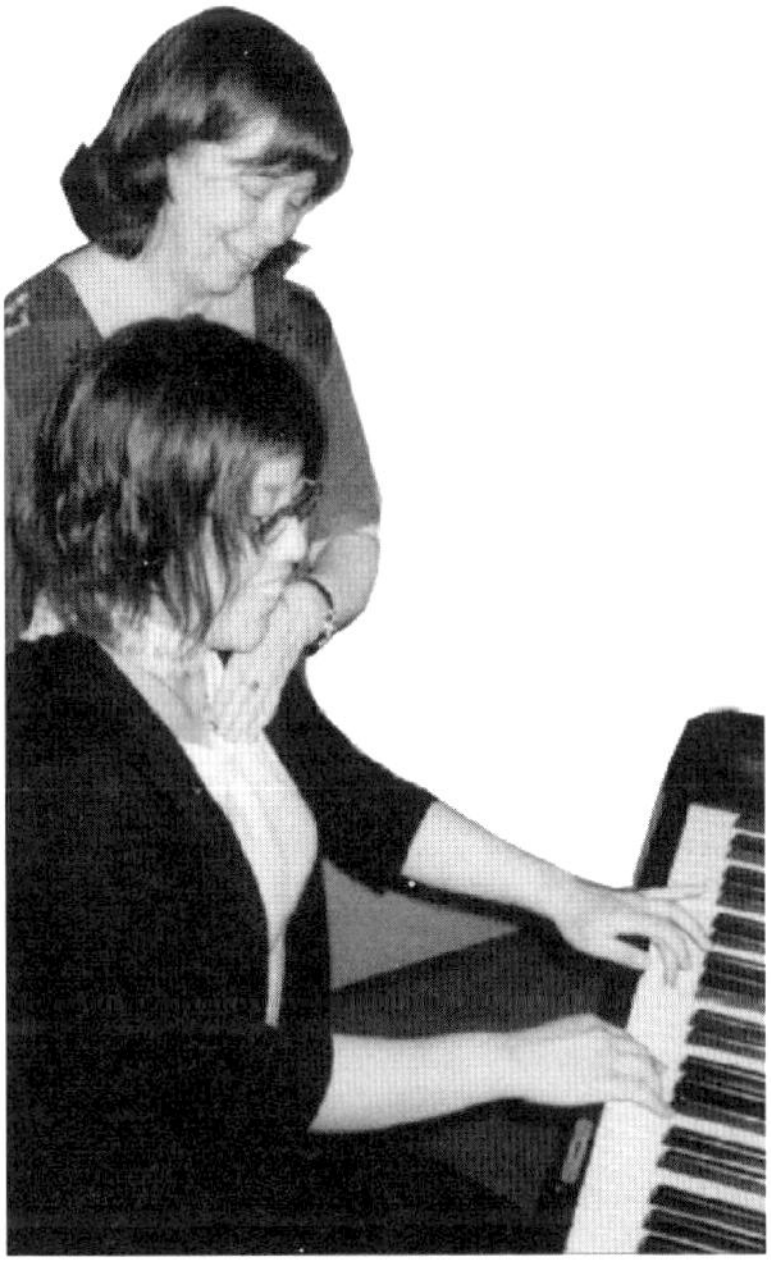

アレクサンダー教師キャシー・マデンがアメリカのワシントン大学から来て，日本の音楽家とアレクサンダーの原理を実験しているところ。

です。それを発見する方法は、そのイスに座るときの異なった感覚についての実験を、先生の手に導かれながら、行なうということです。

実験

プリンの味は食べてみなくてはわかりません。わたしが個人的に好きなのは「このイスは座り心地が悪い」と思っている生徒にレッスンすることです。そして心地良くなるまでワークします。そして、たずねます。「ところで、イスはいまでも不快な感じをあたえていますか?」。いまはそうではありませんから、生徒はそれまでの考え方では足りないことがわかり、自分の経験に対してもっと責任をとるようになります。

この手順は、生徒の解釈とか考えを変えるために計画された実験の一例です。良いアレクサンダー・レッスンはこのような実験に満ちているはずです。あなたの古い考えが新しい経験によって揺すぶられ、あなたの習慣的な反応を再検討せざるをえなくなり、将来は異なった反応をすることを決めます。

「煮詰めればすべては、与えられた刺激に対する特定の反応を抑制することにつきる。だがそのように見るひとはいない。みんなが思うことはただ、正しい仕方でイスから立ったり座ったりすることなのだ。そういうことではない。必要なのは生徒がそれをすることに自分で同意するとか、しないとかいうことなのだ」(アレクサンダー)

あなたはレッスンを通して、そのうちに方向性、抑制、感覚的認識の誤りなどを、日常生活にどう応用したらよいかがわかるようになります。これら三つの概念は第二章で分析していますが、ここではかんたんにレッスンの流れのなかで紹介しましょう。

方向性

このことばは、いろいろ異なった意味があります、アレクサンダーの発見という流れのなかでも、そうです。レッスンではそれは主に第三章、第七章でくわしく説明する四つの方向性を指します。そこには考えの「中身」だけでなく、「仕方」が含まれます。またアレクサンダー教師がたくさん口にするのは方向性のあたえ方について「する」（doing）とか「しない」（non-doing）ということです。これらは「方向性」ということばについての微妙なニュアンスです。まったく新しい語彙体系を学習しなくてはならないと、わたしは警告しましたよね！

あえて方向性を「する」ということは、「まっすぐに座る」とか「肩を後ろへ」とか『アゴをひいて」とかいったときに、誰もがすることです。定義すれば、この考えは意図的に筋肉を硬くさせます。

何も「しない」方向性とはそもそも抑制的なものです。ある種の収縮のパターンを起こらなくします。これらは結果として不必要な収縮を抑制する考えであると、定義できます。

抑制

いまさっきのセンテンスに「抑制」という語があるのに気づいてほしいのです。「方向性」と同様に「抑制」にもいろいろな意味が、アレクサンダーの脈絡のなかでもあります。筋肉を抑制という意味でわかっていてほしいことは、これはある種の運動ニューロンの積極的な生物学的はたらきであるということです。これは精神分析でいう「抑圧」とはまったく別物です。この情報のかんたんな要約は第三章にあります。

興奮と抑制の二つの術語は生理学者が運動ニューロンのはたらきを記述するときに使うことばであり、わたしたちの運動系の本質的要素のひとつです。抑制が発見されるまで生理学者たちは運動ニューロンはただ筋肉を興奮させ収縮が起こるのだと考えていました。筋肉収縮の抑制を専門とする運動ニューロンの発見は革命的だったのです。

アレクサンダーは生理学者たちが実験室でこれを発見するよりずっと以前にこれを発見していました。彼が早くも発見していたことは、もし一セットの反応を抑制できれば、新しい協調作用が解除され、はたらきはじめることでした。それ以外のやり方はかならず抑制されない古いセットの上に、もうひとつの収縮を積み上げるだけなのです。

「すでに知っていることをくりかえしているかぎり、未知のことをできるはずがない」（アレクサンダー）

というわけでアレクサンダー・レッスンで、最初にあなたが発見するのは、あなたが習慣的に自分にあたえてきた方向性です。その後でそれらを抑制し、その代わりに新しいアレクサンダーの方向性を、先生の手のみちびきに従って、あたえます。

抑制にはもっと深い意味もあって、たんなる生理学を超えたものがありますが、わたしたちの変革の基礎は依然としてここが出発点です。協調作用の単純な習慣を変えることにかかわるものとして、自分について作り上げてきた自己同一性を手放さなくてはなりません――ずいぶん手間をかけて達成してきた、それを手放すのです。このことの詳細は第三章の「協調作用の感情的パターン」に書いてありますが、ひとことでいえば実はこの自己同一性は自分自身についての誤った見方であって、それは自分の感覚的解釈から出てきたわけですが、それこそがトラブルの原因となって、あなたはレッスンに来たわけです。

感覚的評価はあてにならない

「感覚的解釈が認識を条件づける――不正確な道具では物を知ることはできない」（アレクサンダー）

アレクサンダーのこの考えを理解することはきわめて重要です。この考えのカギになる側面は、ある出来事についてのあなたの評価とか解釈は当てにならないということです。実際の出来事についてあなたの知覚がまちがっているというわけではありません。わたしたちの観察と、それについての解釈がこんがらがって、区別がつかなくなっているのです。

この考えをまずもっともわかってもらうには、次のような場面を考えてみるとわかりやすいでしょう。ビアトリスが、トニーとイングリッドとサリーに、静かにするようにいったとしたら、これは事実です。ビアトリスがそういったことについて、四人とも異議はありません。聞いたこと、見たことなどについては、感覚的にまちがいはありません。しかし各人はその事実をどのように解釈するでしょうか？　トニーが思うには、ビアトリスが、特にトニーに対して、偉そうにしている。サリーはそれと反対に、ビアトリスがみんなを助けようとしているので、よかったと思う。イングリッドは困惑しています、彼女ははじめてこのひとたちに会ったばかりなので、なんでビアトリスがそういったのか、真意がわかりません。正しいのは誰でしょう？

この話はここまでにしておきます。誰が正しいかの基準を決めることは、複雑で、ほとんど不可能な作業になります。幸いなことに、わたしたちの協調作用については、正しさの定義はかんたんです。それは、自由と柔軟性と全般的な健康へ向かうことです。

しかしながら、これは多くのひとの正しさの考えと食い違うかもしれません。たとえば、屈みこんでいることはリラックスしていることだと感じています。リラックス？　屈みこみが？　二時間も屈みこんでいてリラックスしたときがありましたか？　考えてみてください。かえって硬直し、疲れ、痛いところさえ出てきたのではありませんか？　屈みこみがリラックスだとは変な考えです。

しかしそれがわたしたちの評価です。わたしたちが屈みこんでいるとき、わたしたちはそのように考えていますが、アレクサンダーの用語でいえば、評価とか解釈がまちがっている、ということなのです。わたしたちにとって、屈みこんでいるとリラックスしているように感じますが、すべての客観的な証拠はそれに反対しています。ところが、それと知りながらも依然として、わたしたちはリラックスしていると感じています。この感じとか思い込みを教育しなおす必要があります。アレクサンダー・レッスンの必要があるのです。

こんな話があります。ある少女にアレクサンダーがワークしました。この子は身体的運動がとてもゆがんでいました。しかしアレクサンダーとのレッスンでまっすぐにされると、彼女は母親に走りよっていいました。「ママ、ママ、あのおじさんにねじ曲げられちゃった！」。当然のことながら、彼女がまっすぐと思うことが、じつは曲がっていたのでした。アレクサンダーは文字通りほんとうにまっすぐな経験を彼女にあたえることで、彼女をまっすぐにしたのです。アレクサンダーはもっと露骨な言い方をしました。

「世界中の愚か者たちがやっていることは、みんな自分で正しいと信じていることだ」（アレクサンダー）

このように感覚的評価がまちがっているという現象が最大の障害となるのは、先生の助けなしに自分でワークする場合です。アレクサンダーの言い方でいうと、自分で正しいと思っているそのことこそ変える必要があるのです。上手に変えるためにはまず、最初に自分の「正しい」が、まちがっていることを経験しなくてはなりません。ひとりでやるのは難しいです。

「だれもが正しくありたいと思っている。しかし、だれも立ち止まってその正しいという観念が正しいかどうかを考えようとはしない」（アレクサンダー）

レッスンは何回受けたらいいですか？

この質問をされるたびに、わたしはたずね返します。ピアノを習うのに何レッスンかかりますか？

ピアノを習うことは、あなたのからだを協調させることと、それほど変わりはありません。というわけで、例の質問をいいかえると、あなたは何を求めていますか？　コンサート・ピアニストになりたいのですか？　それとも（自分がもっと楽に）十本の指で弾けるようになりたいのですか？　最近けがをして、それを引きずっているのでしたら、一回のレッスンだけでも大変な助けになります。もし慢性的な問題で一生悩んできたのなら、これからもときどきはレッスンを必要とするでしょう。たいていのひとは、これら両極端のあいだのどこかに落ち着きます。最終的には、あなた自身の動機と、目的と、応用次第であることは、ピアノを習うのと同じです。

しかし、アレクサンダー自身の場合はどうでしたか——彼が生徒に何を要求したか、調べてみましょう。

わたしの友人の一人は一九五〇年代のはじめに彼からレッスンを受けました。一九五五年に彼が亡くなるちょっと前のことでした。そのとき、友人の記憶によるとアレクサンダーが要求したことは、第一に、アレクサンダーの全著作を読むこと（友人は読みませんでしたし、アレクサンダーもたずねませんでした）。第二に最低三〇レッスン受けること。第三に、最初の二〇レッスンは週五回、月曜から金曜日、三〇分ずつ。残りの一〇レッスンは、週二回ずつ受けること。第四に、料金は前払いのこと。

今日このような要求をする先生をわたしは知りませんし、だれもアレクサンダーではありません。しかし、三〇レッスンというのは今日でも普通にいわれていることですが、今はレッスンをする前に、このような要求をする先生はほとんどいません。しかしながらアレクサンダー教師の資格をとるためには三二〇〇レッスンに匹敵する時間を費やしていることを思えば、三〇レッスンはとるにたりません。

費用は？

ディナーとかコンサートくらいの出費です。アレクサンダー・レッスンは安くはありませんが、どんなセラピーを受けることだって安くはありません。もちろん、アレクサンダー・レッスンはしばらく継続するものですから、自分自身に対するちょっとした投資になります。レッスンを完全に続けるとしたら、ちょっとした贅沢品を買うとか旅行に行くくらいはかかります。しかし、レッスンはお金よりはるかに価値のあるよろこびと、永続的な価値をあたえます。

あらかじめ何レッスンかを確約すると、割引してくれる先生もあります。先生が言い出さなくても、たずねてごらんなさい。悪いことは起こりません。

どこで？

今日では、しばしばアレクサンダーの先生はほかのセラピストといっしょのセンターではたらくことがあります。わたしはそのような場所で教えたことがあります。医者が一人、心理学者が三人、栄養士一人、カイロプラクター二人と、わたしでした。それほど多くはありませんが、アレクサンダーだけのセンターで個人レッスンやグループレッスンをしているところもあります。アレクサンダー・センターではたいてい教師養成コースが行なわれており、もしそうだとすると、しばしば格安または無料のレッスンを、最終学年の訓練生から受けることができるかもしれません。

しかし、大多数のアレクサンダー教師たちは自宅で教えています。これはプロとして料金をとっているのに、ちょっと変な感じかもしれませんが、医療とか医療等類似行為に従事する専門家とは異なって、アレクサンダー教師は自分を治療家だとは考えていません。わたしたちはどちらかというと音楽教師みたいなもので、音楽教師もまた自宅で教えています。

しかしながら、治療的効果も生じますから、アレクサンダー教師は医療との境界領域にいるともいえます。先生自身は教師であると思っていても、生徒の側ではセラピスト的に見ていることも多くあり、先生に助けられてよくなったと思っています。これはアレクサンダー教師にとって絶えざるジレンマであり、教師としての自己イメージに反して、健康保険などの問題にまきこまれたりすることがあります。先生の自宅に来るということで、患者ではなくて、生徒なのだということが強調されるといえましょう。

ティーチング・ルームに入ると、たいていは三つの物があります——イスとテーブルと鏡です。イスはチェアワーク、テーブルはテーブルワーク、そして鏡はレッスンが進むにしたがって、あなたが自分で思っているのとは異なっていることを見せるためにあります。

教師はあなたに触れますが服は着たままです。服を脱ぐようなことがあれば、すぐにそこを出てください。それは不必要ですし、あってはならないことです。また、教師はあなたの性器、乳房、尻に触る必要はありません。そのようなことがあったら報告してください。

結　論

レッスンをはじめるときは、しばらくのあいだ自分はこれらのことを続けられるかどうかを、確かめてからにしてください。レッスンの効果は、毎週毎週、指数関数的ですから、レッスンをキャンセルし続けたり、延期したりすると、その効果が失われます。レッスンごとに前レッスンに到達した地点にもどることからはじまります。週二回来ないとレッスンをお断りする先生さえいます。このことは先生と生徒の両方からいえることです。

日記をつけるのはよい考えです。進歩は遅々たる感じがしますが、振り返ってみるとずいぶん変わったことがわかります。アレクサンダー・レッスンではいつも次の問題をどうするかに関心が向かいますから、実際どれほど進歩したかを忘れがちになります。日記をつけると、プロセスについて見わたす助けになります。

最後に、アレクサンダー・レッスンはとても面白い、そしてほんとうに冒険です。あなた自身についてまったく知らなかった領域が開かれてきます。まったく新しい経験の宇宙があなたの理解を求めています。この世界が姿をあらわしてくると、驚くべき予期しなかった結果がもたらされます。アレクサンダー・レッスンを受けたひとはほとんどすべて、ワークを世界に広めたくなります。アレクサンダーは天才で、わたしたちにすばらしい遺産を残してくれました。これを逃してはなりません。

5

教えの系譜
TEACHING LINEAGES

あなたがまちがっていると
いわれたときに，
よろこんで微笑むことに決めないかぎり，
わたしのところへ来ないでほしい。
F・M・アレクサンダー

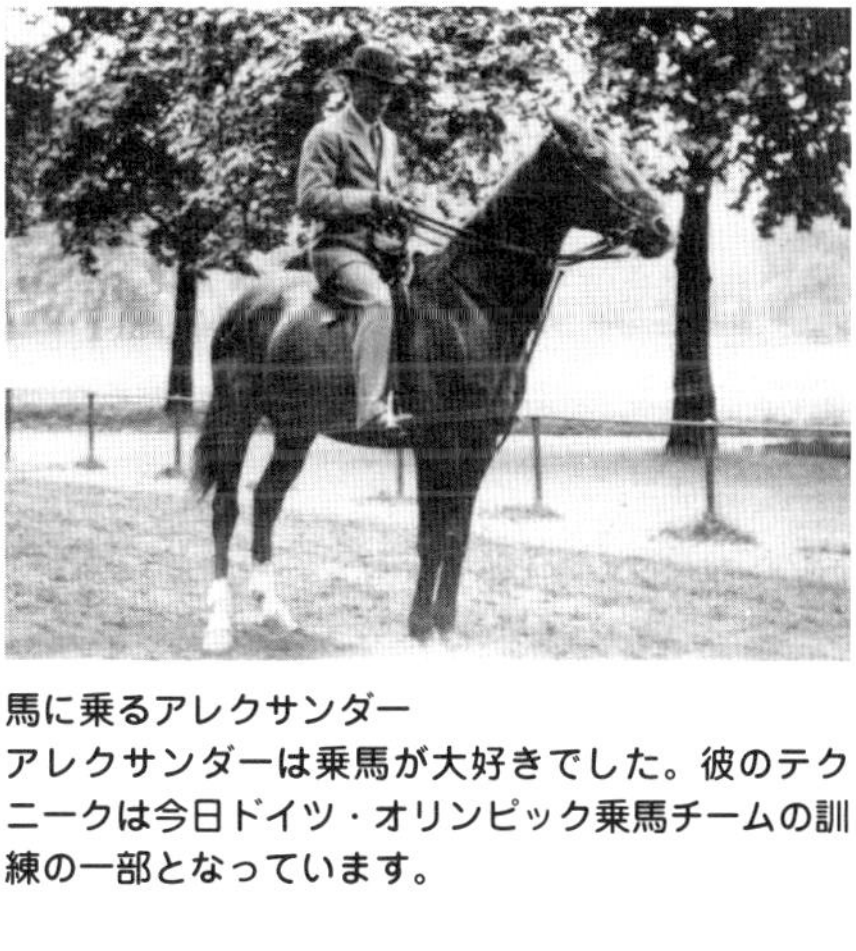

馬に乗るアレクサンダー
アレクサンダーは乗馬が大好きでした。彼のテクニークは今日ドイツ・オリンピック乗馬チームの訓練の一部となっています。

アレクサンダー・ワークは治療というよりは武道のように進化してきました。その発達の仕方はカイロプラクティックよりは合気道に近いのです。正式な順位の決め方はありませんが、ある種の位置づけをあらわす用語が教師のあいだで使われています。最上位にあるのが「マスター・ティーチャー」で、おおざっぱに定義すれば、アレクサンダー・ワールドに現存する主な流派を開いたひとたちです。それに続いて「シニア・ティーチャー」とか「トレーニング・スクールのディレクター」とか「スポンサーリング・

ティーチャー」とか「ジュニア・ティーチャー」とか「第二世代ティーチャー」とか、そのほかいろいろあります――武道の世界にある帯の色のようなものといえます。

アレクサンダー・ワールドの「黒帯」はトレーニング・スクールのディレクターになることです。彼らは影響力のあるグループで、多くの国で定期的に集まり会議を開いています。その資格としては七～十年の教師経験が必要ですが、規則は国によって異なります。それだけでなく、教えるのに必要な技術と、トレーニング・スクールを組織する能力をもつことが認められなくてはなりません。

高校を出ただけで、一生の仕事としてアレクサンダー教師になろうと訓練を受けるひとはいません。たいていの先生にとって、それは自分の成長と発展にかかわる決定です。訓練は時間的にも経済的にも大変な投資です。ですからたいていの先生には、このワークを理解し自分に応用しようという高度の動機があるのです。訓練を終えても、それまでの職業を続けているひとがたくさんいます。ダンサー、シンガー、ヨガ教師とか、そのような自分の分野で、新しく獲得した技術をもって、ほかのひとびとを助けています。ときとして、全然教えないひともいます。そのかわり自分が習ったことを応用して自分自身の技術をさらに高めようとしています。

教師の資格

教師の資格、訓練、基準などを監督する組織のネットワークが二つあります。最大のものは「提携協会」の国際的ネットワークで、提携しているというのは、それぞれのメンバーは国際的に認められていますが、ひとつひとつの協会は個別の組織として、独自の規約や基準をもっています。もうひとつはアレクサンダー・テクニーク・インターナショナル（ATI）と呼ばれ、名前からもわかるように、世界中に散らばるメンバーがひとつの組織をつくっています。両方に属している先生たちもいます。ATIが提携協会と異なるのは、教師の訓練について根本的に異なった原理によって運用されている点です。

提携協会が存在するのはいまのところアメリカ、オーストラリア、ベルギー、カナダ、デンマーク、イギリス、フランス、ドイツ、イスラエル、オランダ、南アフリカとスイスです。彼らにはいわゆる一六〇〇時間の基準というものがあります。提携協会の認めたトレーニング・コースで教師として認められるためには厳格な条件のもとで一六〇〇時間の訓練を修了しなくてはなりません。ほかに条件として、教師対生徒の割合、理論的研究と実習の割合、トレーニングのディレクターとなるための前提条件、その他もろもろの規約、細則、基準、憲章などがあります。

ATIは根本的に異なったアプローチをとります。それはトレーニング・スクールを統制されたくないからです。そのかわりに、メンバーどうしのなかで抜群の先生と認められ、教師養成に経験のあるひとたちが「保証責任者」となります。「保証責任者」となるには、「教師会員」候補者をどのように判定するかについてのガイドラインと基準を「年次総会」に提出します。全教師会員の過半数の信任投票を得れば、「保証責任者」になることができます。

これらの保証責任者のうち三人の推薦があれば、メンバーは「教師会員」としてATIに登録されます。実質的には、ATIのトレーニング・スクールもまた三年以上かかりますし、一六〇〇時間の基準を採用しています。しかし長期にわたるパートタイム・コースがあることとか、その他こまかいところで差異があります。実質的には、ATIの保証責任者は、提携協会の「トレーニング・ディレクター」に相当します。

もちろん、ここには政治が入りこんでいます。政治が入りこまないところは、どこにもありません。ATIはアレクサンダー界のどちらかというと「リベラル」派に傾き、提携協会はどちらかというと「保守」派です。ATIの多くの教師は現状に満足できず、もっとほかのやり方をいっしょに探ろうとしています。たとえば、提携協会は現在のところパートタイム・トレーニングを認めていませんが、ATI傘下のいくつかの学校はそれに基づいています。また、マージョリー・バーストーの形式無視の「見習い」方式トレーニングは、提携協会の規則集にはあてはまりません。というわけでマージのところで長いこと修行した先生たちは、提携協会では資格を認められませんでしたから、ATIがつくられるにあたっては、彼らの強い支持があったのです。

日本では、二〇〇〇年現在、提携協会公認と、それよりもやや多くのアレクサンダー・テクニーク・インターナショナル（ATI）公認の教師がいます。提携協会は、わたしもメンバーのひとりですが、日本では正式の代表をもちません。しかし非公式のグループとホームページがあります。日本で多数のATI公認教師がいる理由は、日本における教師養成学校は、わたし自身のものを含めて、提携協会とは正式の関係がないためです。したがって日本でのトレーニング卒業生はATIに参加しています。わたしの学校を認定してほしいとイギリスのSTAT（Society of Teachers of Alexander Technique：アレクサンダーテクニーク教師協会）に申請したことはありますが、パートタイム・トレーニングが認められなかったので、それは取り下げました。ATIはトレーニングについて、このような制限はありません。日本のきびしい労働条件をかんがえると、パートタイムを認めることで、多くの教師志望者に機会を与えることができてきました。わたしの学校では卒業するのにフルタイムで四年以上かかりますが、もしご希望ならばパートタイムで二十年以上かけてもよろしいのです！　提携協会方式ですと普通は三年以内に卒業しなくてはなりませんから、たいへんな集中的学習を必要とします。これには利点もありますが、機会に余裕のあるひとに限られます。これが「正しい」やり方はただひとつに限りません。アレクサンダー・ワークは「しなやかさ」であります。これがわたしの信念です。

どちらのグループにおいても、へたな先生はいるものですが、あなたが先生を探すにあたって、このことで差はないと思います。どちらのメンバーもプロとしての基準を満たし、自分の最大限の能力を発揮しています。あなたの判定は、先生との相性、先生の技術、便利さ、費用などを総合してください。第四章を見ると、先生の選び方について詳しく述べてあります。

教えの系譜

アレクサンダーの死後、多くの流派が生まれ、それらははじめたひとの名前で呼ばれています。そしてそれぞれ独自のスタイルをもち、しばしば創始者の個性があらわれています。ここでわたしは主な三つの流派について簡単な紹介をします。

その前にいっておきたいことは、これはわたし自身を危険にさらすような仕事であるかもしれません。というのは、当然のことながら、それぞれの流派は自分だけが創始者を正当に継いでいるのであって、「流派」というようなものではないと感じているからです。このような試みをしたことで予想されるのは、いくつかのアレクサンダーの機関紙に非難が載るでしょうし、変な手紙が飛び交うかもしれません。この本でずっとわたしは自分の系譜を明らかにしてきました、というのも卑怯なことをしていると思われたくありませんから。わたしは公明正大にするつもりです、とはいっても完全な自信をもって判断できる資格があるとは、いえません。でも、それをいい切れるひとがいるでしょうか？　わたしに資格があるとすれば、わたしは自分で発行していた『ディレクション』誌の特集として、これら「マスター・ティーチャー」をひとりひとり取り上げ、それの編集過程で、これら三流派の先生方と議論しあい、経験をわかちあったことです。

というわけで、アレクサンダー・ワークの歴史の断片を知ることも面白いし、役に立つかもしれません。ほかの世界と同様に、ここにも政治があります。

「政治」ということでいえば、系譜の源に近ければ近いほど先生方は自分の流派を認めたがりません。もし質問してみれば、見当違いの質問として無視されるか、ごきげんをそこねるかです。これは理解できます――ひとは分類されたくないものです。ひとりひとりは異なりますし、最近は過去に比べて「交配種」がとても増えています。先生方は分類されることに抵抗します――特にあなたがそれを本から知ったとしたら！これの一例として、イギリスの「アレクサンダー・テクニーク教師協会」(STAT)――世界最大の教師協会では、教師一覧表で各自が誰からトレーニングを受けたかを示す記号がつけてありました。これについてはメンバーの教師たちから不満が集中しましたので、やめることにしました。

それぞれの流派にはいまだに純粋培養がいますが、雑種もたくさんいます。また、なかには、ここでわたしがあげていないような自分流をはじめている新世代の先生もいて、このひとたちが明日の「マスター・ティーチャー」となり、新しい自分印のアレクサンダーをはじめたと思うようになるかもしれません。というわけで、この情報を扱うについては十分な注意が必要です――これは予備知識にすぎません。決定版ではないのです。

最後に、日本のアレクサンダー・ワールドは片桐ユズル教授に負うところが多いのです。彼は細心の注意をはらって、アレクサンダーの概念が日本語であらわされる場合に、もっとも重要な考えであるnon-doing(なにもしないこと)が損なわれないように、また方向性の順序を尊重するとか、その他の技術的な問題に気をつかいました。これらの恩恵をレッスン経験者は受けています。彼はまた、わたしの妻でアレクサンダー教師のジャルダーラと三冊、もうひとりのアレクサンダー教師、小野ひとみと一冊の本を共訳しました。ジャルダーラとユズルはアレクサンダー自身の本を他にも訳しつつあります。アレクサンダー自身の著作は本のかたちでは翻訳されていませんが、ATA会友にはウェブにより部分的に配布されています（巻末の参考資料をごらんください）。また、わたし自身もユズルとの関係で日本に来ましたし、他の先生方の訪日も彼の招きによることが多いです。これらの先生が日本でトレーニング・スクールをはじめ、何千人ものひとびとにアレクサンダー・テクニークを紹介することになったのです。

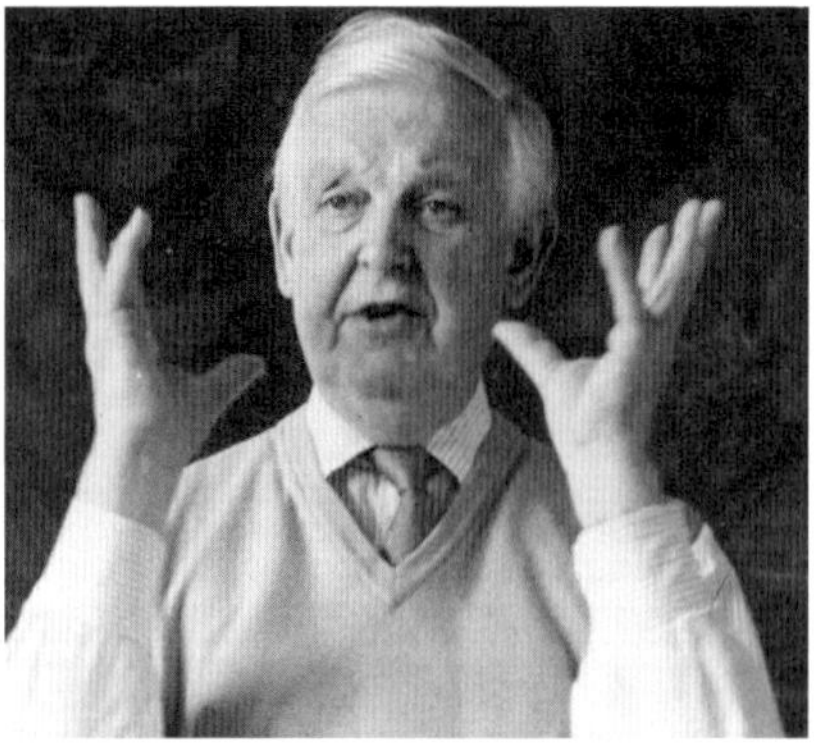

ウォルター・キャリントン Walter Carrington（一九一五〜二〇〇五）

ウォルター・キャリントンはロンドンでティーチャー・トレーニング・スクールを続けていました。二〇〇五年に九十歳で亡くなるまで、アレクサンダー・ワークに対する彼の貢献は、はかり知れません。

ヨークシャーの牧師の息子として一九一五年に生まれ、はじめはイエズス会に入るつもりでした。結局そうはなりませんでしたが、いまでも物静かな雰囲気を漂わせ、敵を作らないという幸せな能力に恵まれています。わたし自身はアレクサンダーを知らない、というのも生まれたのは彼が死んだ後だったからですが、アレクサンダー自身の人生は、信頼していた側近との修復不可能な決裂が散乱していました。しかしキャリントンとは大丈夫でした。彼はアレクサンダーに対して信頼と親密な関係を最後までもち続けることができました。アレクサンダーの死後は、彼のトレーニング・スクールをそのまま引き継ぎました。

キャリントンをはじめてアレクサンダーに紹介したのは、セントポール・スクールの彼の学級担任でした

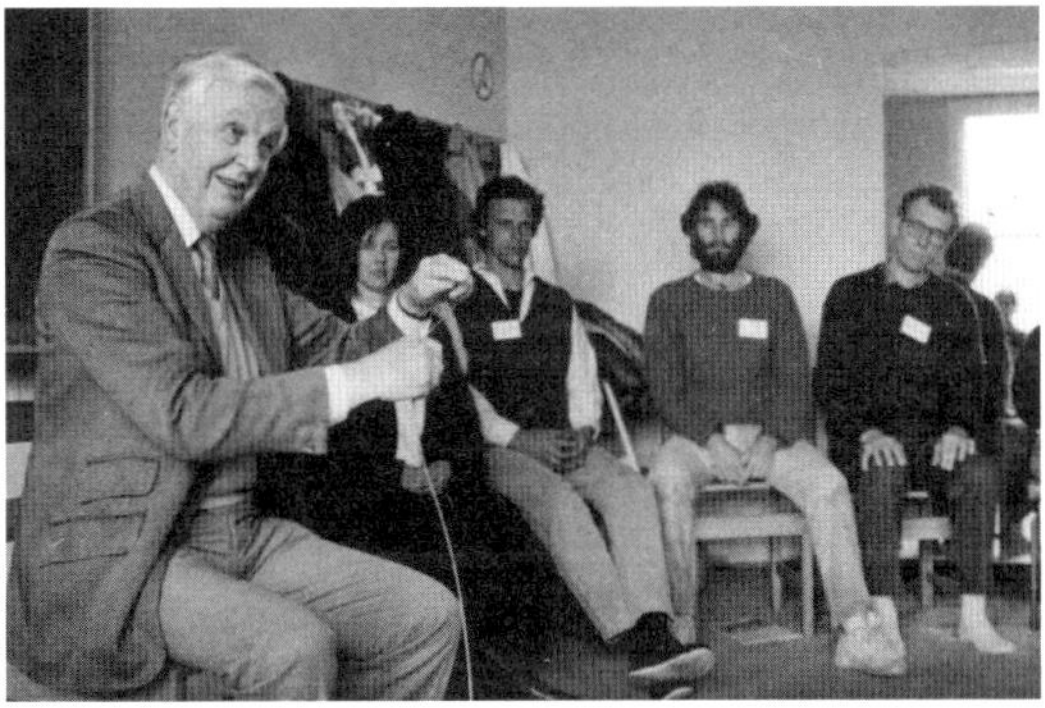
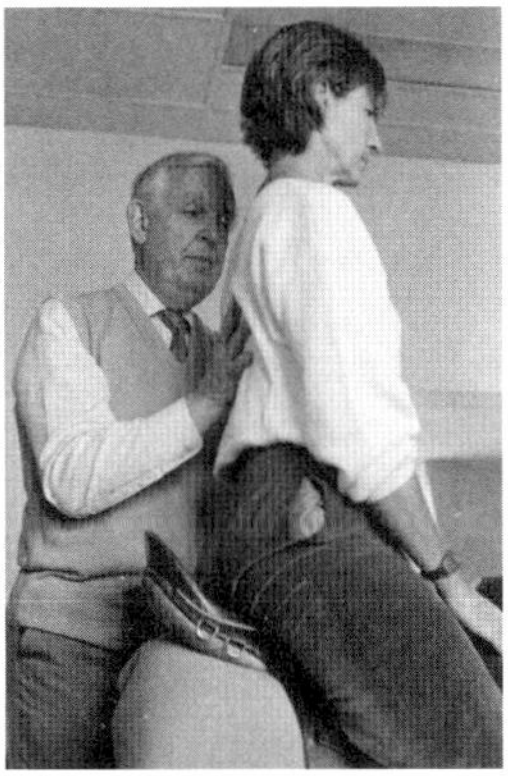
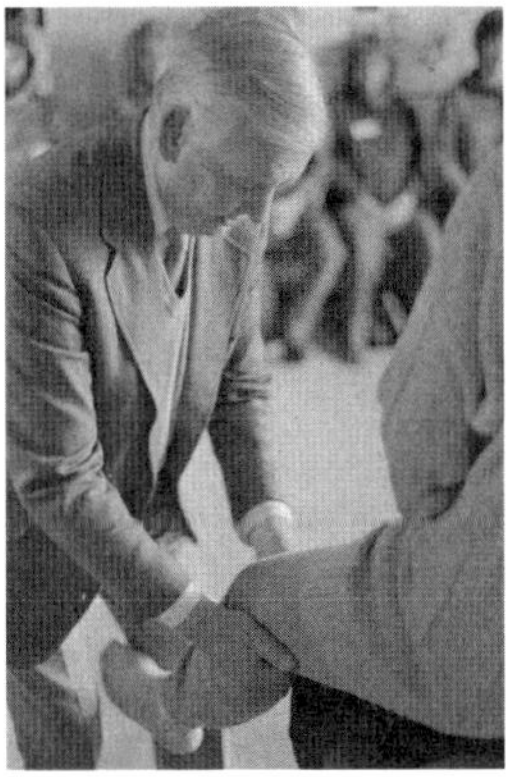
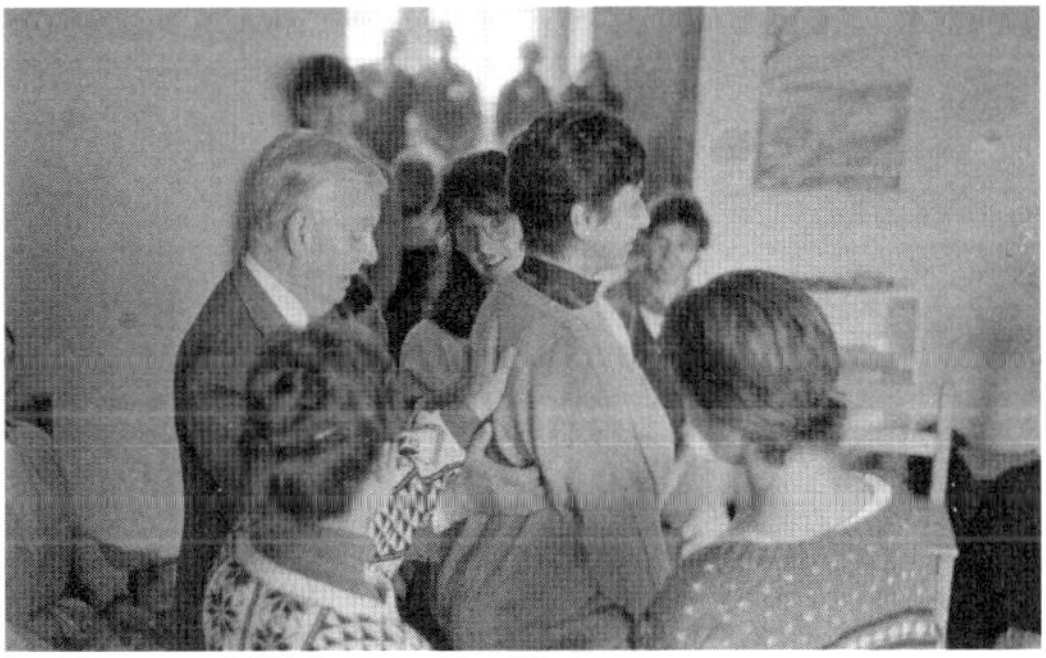

キャリントンの写真
ウォルター・キャリントンとのレッスンでは，あなたは特別にもてなされた，という感じがのこります。彼は乗馬が大好きで，中段左は彼が発展させた「サドルワーク」で教えている場面です。

が、キャリントンの母親がレッスンを受けてうまくいったこと――慢性的消化不良だったのが、アレクサンダーのレッスンで健康をとりもどしたことから、これは価値ある職業だとキャリントンは確信したわけです。彼は一九三九年に資格を得て、ただちにトレーニング・コースでアレクサンダーの助手をすることになりました。かたわら、自分の個人レッスンも発展させていきました。

第二次大戦中は英国空軍に属していましたが、彼の飛行機がハンガリーで撃墜され捕虜になりました。彼は重傷を負い、骨盤と鎖骨を骨折し、病院に入れられ、やがて帰国します。キャリントン先生に会ったひとは、これらの戦傷の後遺症があることに気づいたはずです――とにかく彼がまっすぐ立っていられただけでも、驚くべきことなのです。

戦争が終わると、彼はアレクサンダーとほとんどべったりで、アレクサンダーのアメリカ旅行中は留守を守りました。キャリントン先生はアレクサンダーのトレーニング・スクールをまとめる基盤でありました。またキャリントン先生はマスター・ティーチャーのなかでもただ一人、アレクサンダーのハンズ・オン・ワーク発展の重要な時期にそばにいたひとです。七十九歳のときにアレクサンダーは卒中におそわれ、それから十二カ月間は自分の片側の使い方を回復することにつとめました。彼は麻痺し弱っていたので、身体的な力を使うことができませんでした。これに対する反応として彼は力強いハンズ・オン・タッチを発展させましたが、それは肉体的サポートにはあまりたよらずに、自分の方向性のフォーカスと明晰さによるものでした――このことは第四章「アレクサンダー・レッスン」で論じてあります。

この非常に軽く、しかも力強い無緊張（non-doing）のタッチは、多くのキャリントン派の先生の特長となっています。それはたしかに私がはじめてこのスタイルでトレーニングをはじめたときに影響を受けました。

ティーチング・スタイル

典型的なオーストラリア人というものがいないと同様に、典型的なキャリントン教師というものもいません。しかしオーストラリア人として大まかにくくれる特長というものはあって、それほどまちがいもなく、あてはめることができます。

最良の特質のひとつは、キャリントン先生自身の個性から来ていますが、生徒に居心地よく感じてもらうということです。このアプローチの背後の深い意味は、ひとの恐怖反射が過度に興奮しているかぎりレッスンは進めることができません。こわがっているひとは、よけいに自分の習慣に立てこもっています。自分であるという感覚を握りしめ、それにすがりついています。パーソナリティの硬いパターンを手放すことが難しくなっています。わたしたちがもっとも変わることができるのは、周りの状況がサポートをしてくれると感じたときです。そうなってひとは、はじめて危険をおかすことができるのです。レッスン中ずっと、おしゃべりが続くこともあります――しばしばレッスンと何の関係もなかったりします。キャリントン先生自身が話のじょうずなひとで、しばしばほかの生徒と彼の経験について長々と話したりします。

興味深かったことは、キャリントン先生が一九八九年にオーストラリアを訪問したときに、彼の話の多くは生徒のバックグラウンドと関係のあるものだったのです。これは偶然だったのでしょうか？　音楽家の場合には音楽の話、馬に乗るひとの場合は乗馬の話。このような話は、じつはレッスンの一部分になっていることが、わたしにはわかりました。居心地よく受け入れられている感じをあたえると同時に、そのひとの状況に対する教えの「メッセージ」がたとえの形で潜めてあるのです。

キャリントン先生とのレッスンであなたは特別にもてなされた、という感じが残ります。アレクサンダー・レッスンのはじめのうちは、修理されるの待っている自分のみじめさを感じたりしがちなものです。あまりにも多くの先生がそのような印象を生徒にあたえてしまいます。キャリントン・アプローチの重要な特質は、いまの時間と空間を、受け入れていますよという雰囲気を醸し出すことです。それはどういうことかというと、キャリントン先生が説明しているように、自分に時間をあげますということで、必要な時間を費やしているということではないのです。

このスタイルへの批判としては、おしゃべりが多すぎて説明が十分でない——レッスンの後ですばらしい気分になっているが、どのようにしてそうなったのか、それを自分のものにするにはどうしたらよいのか、わからない。先生に頼りきりで、自分で変えていく力を感じることができないと思いはじめる、というものです。ここでも自分で判断してください——もしあなたが学習しつつあり、進歩しつつあると感じるなら、心配することはありません。

わたしは最初にこの流派で訓練された（わたしの最初の先生はキャリントン先生に訓練されていました）ので、わたしの理解をいうと、あなたは説明されるためにレッスンを受けるのではないのです！ 多くのことばを費やして説明することはないのです——ことばそれ自体はあまりに無力です。そこであなたが得るのは存在論的な転換、新しい存在感なのです。古いあなたには理解不可能な、新しいあなたなのです。なんでもかんでも説明されたがるのは、神経質で欲求不満で飽くことを知らない自我のなせるわざです。しかし良いレッスンの後での感じは、どうしてもひとと異なっていなくてはならないという、ほとんど神経症的ともいえる焦燥感は、ただ消え去っています。あなたはもっと自分自身になっていて、自分で想像していた自分からは遠くなっています。「やらなくちゃ」が止まり、受け入れることがはじまります。

この新しい経験は、ほかのひとといるときにも全然新しい存在感を醸し出します。そしてレッスンで伝えようとしていることも、まさにそのような新しい質のあり方なのです。それはほとんどパラダイム・シフトとでもいえるもので、古いものとは比較しようとしてできるものではないのです。そのようなあり方がいかにして自我を消滅させるのでしょうか？ 自分の習慣を変えるのに、古い習慣を使うわけにはいきません——それはばかげています。あなたのレッスンを通して求めるべき決定的瞬間は、自分をあるがままに認め、自分にスペースをあたえ、現在の瞬間に来ること、そしてあるがままの自分に満足することを経験することです。この経験自体が変容の瞬間であり——知りたいという欲求を手放し、しようとする努力をやめて、どこかよそへ行くのではなくて、今いるところにいるのです。

広がり

キャリントン先生は一九五五年のアレクサンダーの死後、ロンドンでずっと教師を養成してきました。それ以前に彼は、アレクサンダーの住んでいたアシュレー・プレイスのトレーニング・スクールでアレクサンダーの右腕でした。この系列の先生の大部分はロンドン内外に住んでいます。

彼の教えた教師の多くは過去に、また現在でも、トレーニング・スクールをしています。イギリスではキャリントンの流れをくむトレーニング・スクールがいくつかあります。またドイツ、オランダ、スイス、スウェーデン、アメリカ、オーストラリアにも、この系譜から発するトレーニング・スクールが過去にも現在にもあります。

日本でキャリントン先生にもっとも影響された教師のひとりは、わたしです。したがってわたしが訓練した教師たちはそうなります。ほかにもキャリントン先生に訓練された日本人教師は多数いますが、そのまま海外に留まる傾向があります。帰ってくるひともいるようですが、少数です。

わたしの最初のトレーニングはロンドンで一九七〇年代に三人の先生につきました――ポール・コリンズ、エリザベス・ラングフォードとヴィヴィアン・マッキーで、みんなキャリントン先生に訓練されています。わたしが日本で学校をはじめたときにキャリントン先生は親切にもロンドンのSTAT（アレクサンダー・テクニーク教師協会）に手紙を書いて、わたしの学校を認めるようにすすめてくださいました。多くの理由のために（一一八ページの「教師の資格」をごらんください）、これは実現しませんでしたが、彼はわたしたちがここでやっている仕事に賛成し続け、これはぜひ続けるべきだと激励してくれました。ヴィヴィアン・マッキーもまたわたしの招きで定期的に日本を訪れ、声楽家や音楽家のためのワークショップをしてくれています。彼女はほとんど八十歳に近いのですが、良いアレクサンダー教師がそうであるように、すばらしい健康と生命力を楽しんでいます。

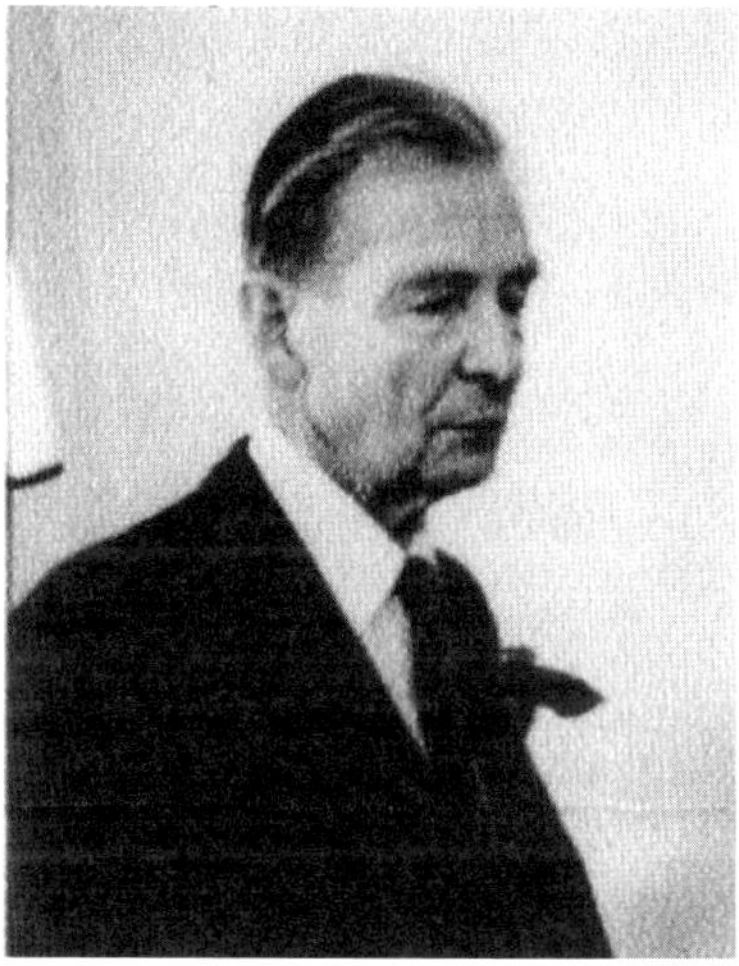

パトリック・マクドナルド Patric Macdonald（一九一〇～九一）

マクドナルド先生の父親はアレクサンダーの忠実な支持者のひとり、ピーター・マクドナルド博士で、目と耳を専門とする外科医として尊敬されていました。アレクサンダー伝説のなかでいわれていることですが、マクドナルド博士を有名にしているのは十九人の医者たちが連名で『イギリス医学会誌』に公開状を発表して、将来の医学教育に対してアレクサンダーの発見が貢献されねばならない、と呼びかけた、その仕掛け人のひとりだったというのです。この公開状が出されたのは一九三七年で、すぐに大戦がはじまり、この将来性のあった討論は立ち消えになりました。

ウォルター・キャリントンと同様に、パトリック・マクドナルドもアレクサンダー教師として一生をすごしました。アレクサンダー最初の有給の助手として一九三五年にはじまり、やがて独り立ちして、ロンドンで教師養成学校を続け、そこでトレーニングを受けにきた多くのイスラエル人に深い影響をあたえました。

彼はイギリスのヨークで一九一〇年に生まれ、アレクサンダー・ワークとの最初の出会いは十歳のときで、彼の父親がアレクサンダーのレッスンで手のふるえを解決したこともあって、息子の脊椎の先天的彎曲

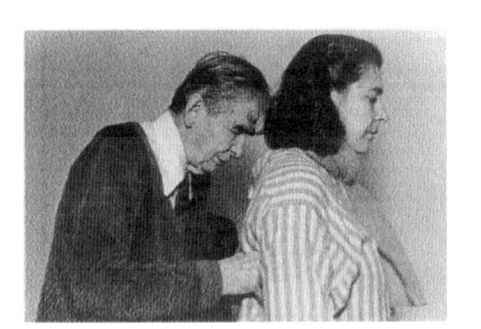

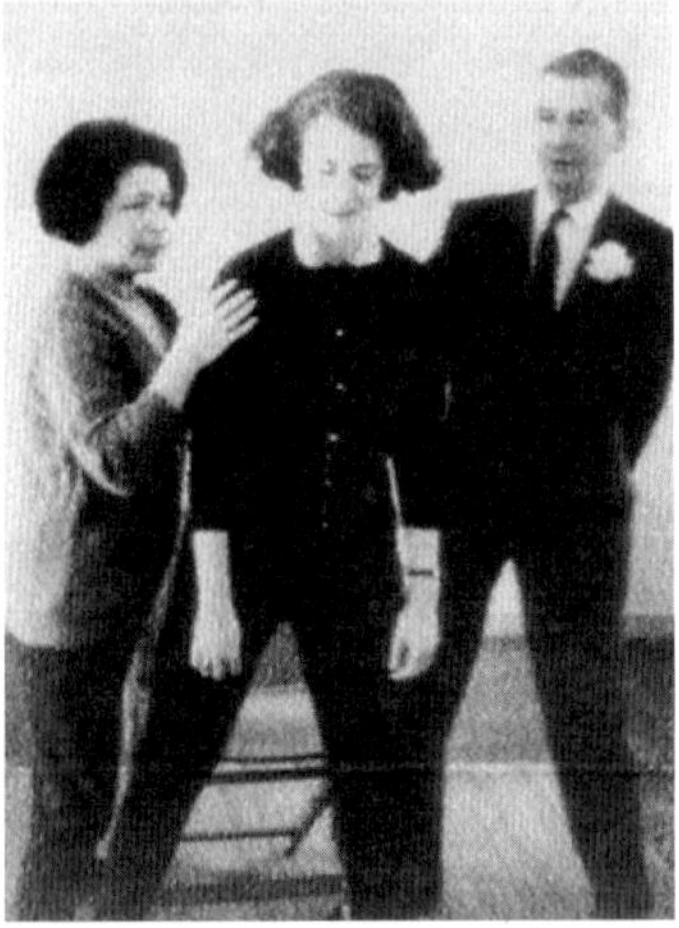
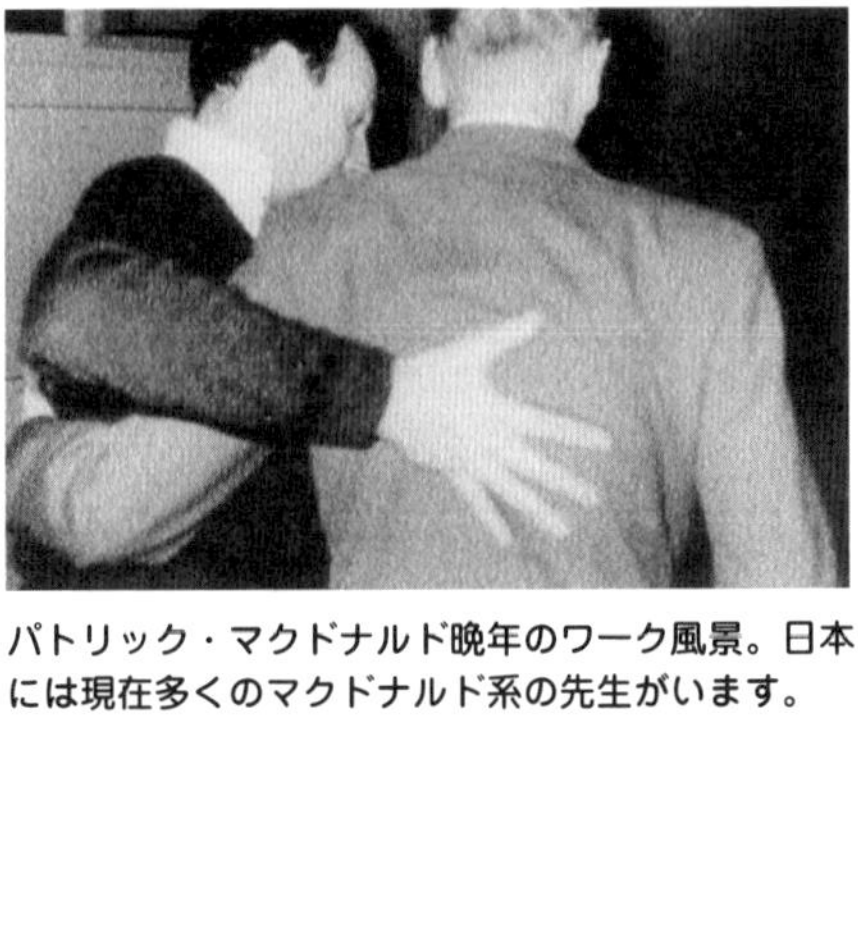

パトリック・マクドナルド晩年のワーク風景。日本には現在多くのマクドナルド系の先生がいます。

を解決しようと決めたからでした。

幼いパトリックは、あきらかに最初のレッスンを楽しみました。彼は定期的にレッスンを続け、ついには運命的な決定をして、一九三二年にアレクサンダー・テクニークの教師になるためのトレーニングに入りました。キャリントン先生の場合とおなじく、これは彼にとっては単なる「職業」というよりは、使命であり、情熱であり、天職となったのです。

トレーニング中に、彼のリーダーシップにより、アレクサンダーのいないところで特別に集まって、訓練生どうしで手の使い方の練習をして、だんだんにレッスンの方法論を発展させていった、といわれています。マクドナルド先生は変人であると同時に保守的なひとでした。彼が大事にしたものは規律と責任というような伝統的価値でありながら、環境保護問題などについての「少数派的」主張を支持していました――いまのような大問題になるよりずっと以前のことです。しばしば彼の待合室には生徒が読むようにとパンフレット類がおいてありました。

しばしば厳しいひととして批判されながら、彼はそれをおもしろがっていましたが、彼自身はとても親切なこともできましたし、いたずらも好きでした。彼の厳しさは完璧を求めるところから出ています。彼は愚かさにはがまんできませんでしたし、自分自身についても最高に厳しい批評家でした。訓練生に対しては中流階級的ななまぬるさ抜きに接しました。マクドナルド先生があなたのワークをどう思ったかはそのものずばりでした。

彼は一九三七年にロンドンを去り、バーミンガム、カーディフ、ブライトンなどで過ごし、個人レッスンをしたり、自分の技術を磨いたりしました。アレクサンダーの死後、彼はアレクサンダーの弟ボーモントの事件にまきこまれました。一九五七年に彼はアレクサンダー・ファウンデーションをはじめ、教師養成を指導しはじめました。

一九六〇年代はじめにマクドナルドの仕事の評判がイスラエルで広がり、訓練を受けるためにイスラエル人が洪水のようにロンドンにおしかけました。彼らを引きつけたものは、マクドナルド先生のそのものずばりのアプローチと、手をつかったハンズ・オン・ワークの信じがたい技術でした。そのうち多くのひとはイスラエルにもどりトレーニング・コースをはじめました。というわけで、今日そこではほとんどすべての教師がマクドナルド・スタイルなのです。

一九八七年に彼は病気になりました。それまで数年間健康がおとろえ続けていたのです。そこで彼はロンドンのトレーニング・スクールの指導をやめ、続きは長年のアシスタントであったショシャナ・カミニッツにまかせました。そしてサセックスに隠退しましたが、そこで一九九一年に死ぬまで教え続けました。

ティーチング・スタイル

マクドナルド・スタイルのレッスンはとてもダイナミックでありましょう。マクドナルド先生自身がものすごく強力な手の持ち主であり、生徒を続けざまにヒョイヒョイとイスから立たせたり座らせたりするのが好きでした。それはなんともいえない種類のレッスンで、わたし自身は運よく一九七八年に彼自身の手から受けることができました。わたしは自分でどうなったのか知らない間に立っていたのでした。すると、自分で知るより前に、座っていたのでした!

「自分が邪魔をしないように」とか「自分はおいておく」ということが、この種類のレッスンでは特別に重要です。先生の目的はあなたを新しい経験にみちびくことであり、そのためにはあなたの変な習慣がはたらくのを「予防」するのが絶対に必要なのです。それはすばらしい経験として、良いレッスンの場合には、先生があなたにやってくれるのです。先生の手がしっかりとあなたをつかんで、イスから立ったり座ったりとみちびいてくれるのです。

「ランジ」もまたレッスンでよくやる手順です。片脚を、もう一方の脚の前に出して、膝を曲げるとランジになります。フェンシングでエロール・フリンが剣をかまえるのを想像すれば、イメージできますね。これは「モンキー」のいとこです。モンキーというのは、すべての流派の先生がいつかはあなたに教えることになる手順です。「モンキー」はスラングで、アレクサンダーのいわゆる「機能的に効率的な位置」のことで、股関節と膝と足首を曲げながら背中は本来の長さを保っています。

たぶんマクドナルド流派でもっとも目立つ特長は生徒の足幅を広く立たせておいてから、イスから立ったり座ったりをすることです。両足は腰幅よりも、ずっとずっと、広く離しますから、イスに座るというよりは、またがっているという感じになります。この点は、これをやらない他の流派からは異論のあるところです。しかし、アレクサンダー自身がこのようにしてワークしている写真がいくつかあります。

マクドナルド先生によれば、これが役に立つ場合が多いとのことで、たしかに彼自身の手によればそのとおりです。生徒の足幅を長く幅広くすると、イスから立つのに、習慣的パターンとはとても異なった協調作用にさせることができます。批評家は、それはトリックでしかなく、うまく使われないかぎり、脚と膝に過度の緊張を生じかねないといいます。あなたは自分で判断しなくてはなりません。レッスンはためになりましたか？　ためになっていれば、問題はありません。

もうひとつの特長は、すべての教師ではありませんが、この流派に広く共通することは、先生があなたに手をおきながらする実況的解説です。この流派ではおしゃべりの時間はありません。先生があなたに思い出させようとするのは「アレクサンダーの方向性」とか「指示」であり、それを先生の手があなたに経験させながら、口にするわけです。たとえば、先生が「前と上、前と上、前と上」とほとんどマントラのように唱えながら、手はこのことばの意味する経験を伝えていきます。このようにして、ことばと経験のつながりが訓練されますから、ひとりになっても自分の「指示」がより強い意味をもつようになり、ついには、より効果的になります。

「突き上げ」も、もうひとつ最重要なことです。「突き上げ」とはマクドナルドのことばで長くなることですが、ことばから感じられるように、これはダイナミックなもので、これから運動が起こると彼らは考えています。この流派では「プライマリー・コントロール」――頭と首の関係――を強調しています。それが

「突き上げ」の源泉であるからです。もうひとつ重要な考えは「背中を強くすること」です。それは「突き上げ」の必然的かつ自然な副産物です。

マクドナルド・タイプのレッスンをダンスにたとえるひとがいます。わたしの限られた経験からもこれは確証できます。退屈しているひまもなく、あなたはこのダイナミックかつ活動的なドライブに乗せられて、アレクサンダーの発見へと連れていかれるのです。

広がり

マクドナルド自身により訓練された教師の大多数は、ロンドンとイングランドにいます。さらに、イングランドと世界中に、もっと多数の第二・第三世代の教師がいます。つまりマクドナルド自身により訓練された教師により訓練されたひとたちです。第二世代ということで、彼らはマクドナルド自身よりは、自分が直接習った先生によって影響されています。

世界のほかの部分を見てみますと、イスラエルはほとんど百パーセント、マクドナルド・スタイルの第二・第三世代で占められています。いまの時点でイスラエルには、マクドナルドの生徒だったひとによる十三の学校があります。またスイス、ドイツ、アメリカ合衆国にもマクドナルド系のトレーニング・スクールがあります。この流派の教師はアレクサンダー教師のいるところには世界中どこでも見つかります。

日本ではマクドナルド先生自身に訓練されたひとは住んでいません。しかし第二、第三世代に属する教師は多数いて、ほとんど日本人です。これはひとつにはイェヘズケル・アインシャイ（通称ヘズィ）の京都におけるトレーニングによるものです。彼はマクドナルドからトレーニングを受け、すでに十六年間にわたりイスラエルから定期的に来日しています。最近ではマクドナルド系の第二世代教師、ルーカス・ロレンツィが京都でセンターを開きました。

マクドナルド先生から直接に訓練された第一世代の先生方を、日本に招いて教えてもらうという動きも谷村英司を中心にあるようです。とすれば近い将来において、アレクサンダー・ワークのこの流れが大きく花開くことも期待されます。

マージョリー・バーストー Marjorie Barstow（一八九九〜一九九六）

マージョリー・バーストーはわたしの先生であり、友人です。わたしは幸運にも、彼女のすきのない目に見守られながら、自分自身を訓練しなおしたのです。それは彼女の最後の十年間のことでした。わたしが彼女に会ったのは八十六歳のときでしたが、彼女にはぜんぜん重々しいところがなく、自分を笑いものにすることができるのでした。「スマイルすれば、いつでもうまく動けます」という

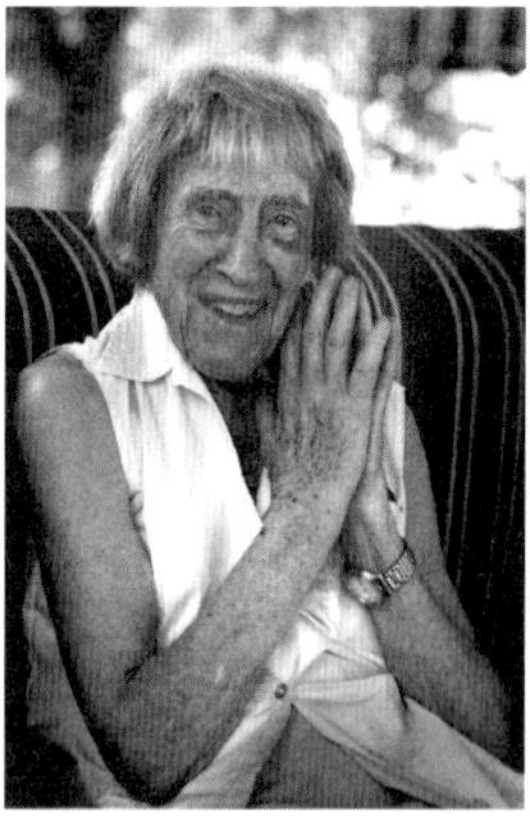

マージョリー・バーストー（88歳）。彼女はアレクサンダーの教師養成プログラムを最初に終えた教師で，1996 年に亡くなるまで世界中で教えつづけてきました。現在日本の大多数の教師はマージの流れをくんでいます。©Holly Sweeney

のが彼女のモットーでした。「マージ」と、弟子たちは親しみを込めて呼んでいましたが、マージはアレクサンダーから特別扱いで、教師認定証書第一号を手わたされたひとです。いっしょにトレーニングを受けたグループのなかで彼女は最高だったのです――ほかのひとたちはもう一年かかりましたが、マージは違いました。パトリック・マクドナルドはかつて彼女についてこういいました。「もちろん。われわれはみんな彼女がずばぬけていると思っていたよ」。

たしかに、彼女はもっとも影響力が強いと同時に問題をまき起こすことの多い教師として、アレクサンダー自身に次ぐものでした。

マージョリーは一八九九年にアメリカ合州国ネブラスカ州オードに生まれました。当時の因習的な女性の役割をこわして――まだ第一次大戦直後のアメリカの片田舎のことです――マージはネブラスカ大学に入りました。彼女はいつも動きに興味があり、一九二一年に卒業すると、バレエと社交ダンスを自宅のガレージの二階で教えはじめました。しかし、すぐに生徒たちの進歩に不満を感じはじめます。ある時点までくると、何を教えてみても彼らの協調作用をよくすることができませんでした。

以下はマージの話です。

「何年も昔の夏のこと、わたしはニューヨークでダンスの先生についていました。ある日のこと彼女は『アトランティック・マンスリー』誌をもってアパートに帰ってきました。それにはJ・ハーベー・

ロビンソンの「賢者の石」という文が載っていて、F・M・アレクサンダーというひとについて書いてありました。わたしたちにはどちらも聞いたことのない名前でした。でも、その文章を読み終わると先生はいいました。「いつかこのひとと勉強してみたいわ」。それから一、二年後に彼女はほんとうにイギリスへ行って、アレクサンダー先生について二週間ほど勉強したのです。彼女が帰ってきたときに、当時出版されていた彼の本を二冊もってきました」。

その二冊の本とは『人類最高の遺産』と『個人の意識的建設的コントロール』でした。これらについてマージは断言します。「この本にとても魅せられたので、ほかに何も読まなくなったほどです」。

一九二七年に彼女はあらたに入手した映画撮影用カメラを装備して――彼女はいつも時代を先取りしていました――姉とともにロンドンへと船出したのです。それから六カ月にわたって二人は土曜日曜をのぞいて毎日アレクサンダーと弟のアルバート・ラダン（Albert Raddan）から交替でレッスンを受けました。

ロンドンから帰ってまもなく、マージはアレクサンダーから手紙を受けとりました。それはイギリスにもどって、アレクサンダーの最初の教師養成学校に入るようにとの招待でした。そのとおり彼女は一九三一年にもどったのです。三年のちの一九三四年に、マージはアメリカに帰りました。そこで彼女は教師生活の最初の六年間をボストンでアルバート・ラダンのアシスタントとして過ごしましたが、家庭の事情でネブラスカ州リンカンにもどって家業を継がなくてはならなくなりました。

ティーチング・スタイル

以後何年間も、彼女はアメリカのアレクサンダー界から完全に姿を消していました。しかし、マージは自分自身へのワークを決してやめませんでした――この間ずっと彼女は自分自身に「厳しくする」ことに決めたと語っていました。後に彼女がしばしば語っていましたが、このときはじめて彼女はワークをほんとうに理解しはじめたというのです。この期間に彼女は自信をもって、アレクサンダーの発見をあらゆる種類の活動に応用できるようになったのです――それはただイスから立ったり座ったりするというアレクサンダー自身が発展させた応用よりも、ずっと広いものです。

アレクサンダーのはじめた応用をさらにおし広げたことが、この流派の特長として一般的に認められているものです。このスタイルの応用は特にダンサーとか音楽家、その他のパフォーマンス関係のひとたちに人気があり、彼らは伝統的なテーブルやチェア・ワークよりは、もっと自分の表現技術に直接的に関係のある活動をやりたがります。

マージはグループで教えることを開拓しました。それまで（そして今でも）多くの先生方はワークの効果的な教え方は実際には個人ワークであると考えてきました。マージはその正反対をやったのです。彼女のグループ・ティーチングの長い研究は一九五〇年代にさかのぼり、ネブラスカ大学が彼女を招いたことからはじまりました。彼女はこのワークを続けながら、小グループでも教え続け、だんだんに多くのアレクサンダー教師や学生が彼女をたずねて、大草原の果てまでの長い旅行をするようになったのです。独創的なアレクサンダーの先生として彼女の名声はアメリカのアレクサンダー界で広まりました。

彼女のグループ・ティーチングの技術が飛躍したのは一九七三年にテキサス州ダラスのサザン・メソジスト大学演劇学部によばれてアレクサンダーの発見を教えたときです（彼女のいい方ではアレクサンダー・テクニークというのはほとんどなくて、いつも「アレクサンダー先生の発見」と呼ぶのでした）。大学側からは事前にほとんど何の説明もなく、現地についてみてはじめて六十人のクラスに四回授業をしてくれといわれました。それをことわって彼らをがっかりさせるかわりに、マージはその多人数を同時に教えるにはどうしたらよいかを考えました。

ネブラスカ大学での長年の経験の助けもあって、そこでの結果は自分でも驚くほどでした――圧倒的な教師対学生の比率にもかかわらずです。引き続く何年間は、大学、演劇センター、武道場、音楽キャンプ、アレクサンダー・スクールなどからの招待があふれ、マージはグループ・ティーチングの方法論をさらに発展させはじめ、それは今や彼女の流派の独自性となっています。

この流派に根ざした先生のレッスンは、たぶんほかの流派の先生よりはずっと多くのことばのやりとりがあります。これはおおざっぱな一般論ですから割り引きして考えてください。とはいうものの、マージ自身はいつも生徒にたずね続けていました。それはキャリントン先生もマクドナルド先生もやりそうもない仕方でしたし、たぶんアレクサンダー自身も――わたしのかぎられた情報で知るかぎり――やりそうもなかったことです。マージの教え方は独特でした。「どんな感じですか？」「さっき何をしたのですか？」「頭をどんなふうに方向づけるの？」「頭が〈浮いてる〉って、どんな意味？　ここに水は見えないけど」。こういったレッスンを好むひともいましたが、抵抗を感じるひともいました。

バーストー・スタイルではもうひとつ、観察ということが大変重要なものとされます――自分自身と、他人についての観察です。そういうわけで、個人レッスンに対してグループ・ティーチングが強調されるのです。晩年の彼女は決してテーブル・レッスンをしませんでしたし、自分の弟子たちにこれを教えることもしませんでした。というわけでこの流派の先生からそのようなワークを受けることはないでしょう。

広がり

アメリカ合衆国ネブラスカ州リンカンで、訓練を受ける熱心なひとたちの核が形成しはじめました。家や家族を離れ、仕事をやめて――しかもマージからは何の約束も保証もないのに――リンカンまで移り住んで、マージからもっと「アレクサンダー先生の発見」を学ぼうというのです。それほどの献身を引き起こさせる教師には、何かピカリと光るものがあるのです。マージには何かがありました。そして幸いにも彼女につくことができた私たちには、わかっていました。

このようなマージの見習いスタイルの「トレーニングしないトレーニング」の逆説的性質がほかのアレクサンダー界との政治的緊張をうみだしたのです――そちらでは三年間のトレーニングによって正式に資格を

得ることになっていましたから。マージは教師の訓練を確立しようとはしませんでした――その一方でリンカンまで移住するほど教えに飢えて押し寄せるひとびとに対して、自分の英知を出し惜しみすることもありませんでした。アレクサンダー界の従者たちはうろたえて彼女に迫りました。「あなたは教師の養成をしているのですか?」。教師養成の確立など思いもしなかったマージは、たしかにそのとおり「ノー」と応えました。そういいながら、彼女は例の目をキラキラさせて、こうつけ足すのでした。「活動しながら自分自身を観察する手伝いはしますよ。ときにはその活動はほかのひとに手をおくことだってありますよ」。これは官僚主義者にとっては、あまりにも禅問答でありました。というわけで彼女の晩年の気分と政治のおかげで、アレクサンダー界全般において、彼女の教えた教師たちに対する悪感情が後をひいたのです。

今日この系譜の教師たちを見つけやすいのは、アメリカ、日本、ドイツ、オーストラリアなど、彼女に長く学んだ弟子たちが自分でトレーニング・プログラムを開いているところです。イギリスとヨーロッパの大部分では、この系譜の先生はほとんどいません。そのかわりに、多くの誤報と誤解に出会うでしょう。もし何か否定的な意見に出会ったら、その先生がどこまで直接的に経験したことなのかをチェックしてみるのがよいでしょう。ATI(アレクサンダー・テクニーク・インターナショナル)という組織では、前述したように、大多数の先生がバーストーの流れに影響されています。

わたしの最初のトレーニングはキャリントン派でしたが、今日わたし自身ははっきりとバーストー派にいます。マージと過ごした時間は、わたしにとって第二の、そしてずっと影響の強い、教師トレーニングでした。

アレクサンダー自身によって訓練された先生とワークしたことで、わたしはもう一歩、源に近づきました。

日本人教師の数からいえば、マージの影響はほかの大先生に比べて圧倒的です。その理由は、現在日本にある三つのトレーニング・スクールは彼女の教え方の影響下にあるからです。一番目はブルース・ファートマンによってはじめられ、彼は過去十五年以上にもわたり定期的にアメリカから来ていました。最初はロビン・ギルモア、そして現在は新海みどりの協力を受けています。二番目は、わたしの学校です。わたしは日本に移住し、一九九九年に学校をはじめました。そして二〇〇六年五月には、十五人に教師資格をあたえることになり、ほかの三十四人が訓練中です。三番目は名古屋で二〇〇五年にはじまりました。トレーニング・ディレクターはウィリアム・ブレナー、横江大樹と井上葉子が協力しています。ウィリアムはシドニーで十三年間にわたり、わたしの姉でアレクサンダー教師のローズマリーといっしょに教師養成学校をつづけていました。わたしも日本へ来るまえはそこで教えていました。

マージの仕事がこれほど日本で影響を持つにいたった理由のもうひとつは、マージに訓練された先生たちはグループで教えるのがとてもうまいのです。これはアレクサンダー自身はしなかったことです。とうぜんのことながら、これらの先生たちは旅まわりが多いのです。マージ自身もいつも旅まわりをしていました！　彼女がアレクサンダー・ワールドでのグループ・ティーチングをはじめたのです。そしてわたしたちのＡＴＡ（アレクサンダー・テクニーク・アソシエイツ）ではその伝統をつづけて、日本各地で世界中の大先生たちの多様なワークに接する機会を提供しています。定期的に訪日する三人の先生は、わたしの教師養成学校の参与ディレクターでもあります。発達段階の初期にある日本において重要なことは、二十年も三十年もの経験をもつ先生たちに定期的に接する機会があることだと、わたしは信じています（巻末の資料ATAをごらんください）。

おわりに

もちろんほかにも多くの系譜をあげることができます——すくなくとも触れなくてはならないのは、アレクサンダーの姪、マージョリー・バーロウと夫のバーロウ博士です。彼らは協力してワークの発展に大変貢献しました。バーロウ博士は舞台芸術と医学界でこのワークが広く受け入れられる手助けをしました。一方で、バーロウ夫人は多くの教師を養成しました。しかしそれらの教師たちは自分で養成学校をつくりませんでした——イギリスにひとつだけありますが——というわけで前述の三つの流派に比べれば、その影響力と存在感はそれほどではありません。

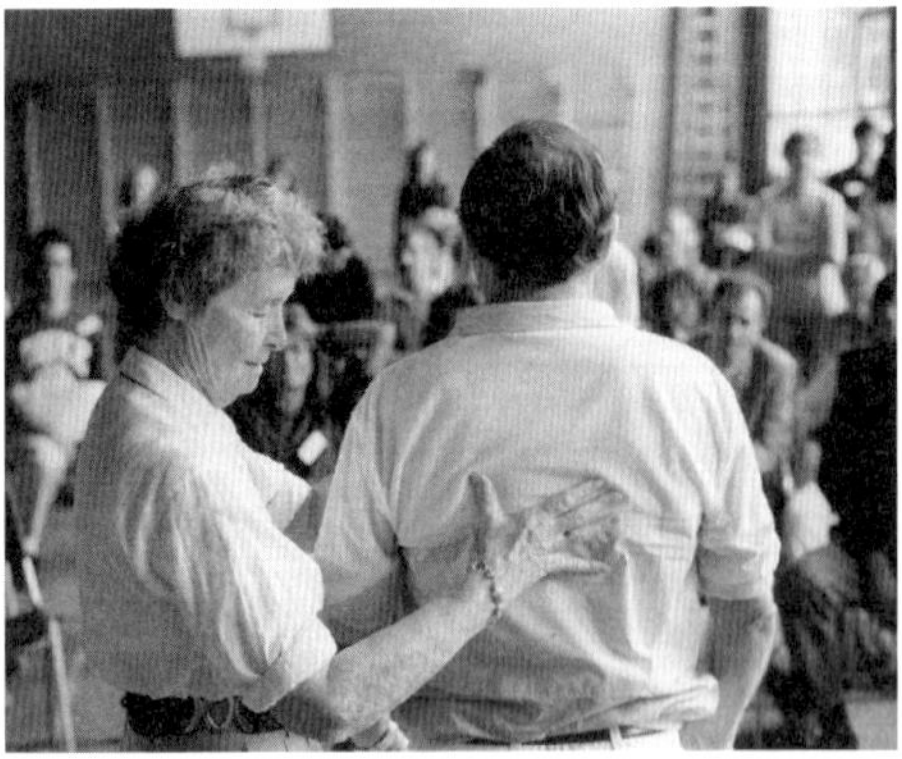

マージョリー・バーロウ
ここで教えているマージョリー・バーロウはアレクサンダーの姪で存命です。日本にはウィルフレッドとマージョリー・バーロウに訓練された先生により訓練された第三世代の先生が何人かいます。

日本では、小野ひとみがイギリスでバーロウの影響下にある学校で訓練されました。彼女は声楽家でもあり、十年以上にわたって、このワークを音楽界に浸透させてきました。

もうひとりのアメリカ人、ルーリー・ウェストフェルトについて今まで触れてきませんでしたが、彼女はアレクサンダーに訓練を受けてからアメリカにもどり、ニューヨークでACAT（American Center of the Alexander Technique）をはじめました。アレクサンダーとのレッスンを描いた彼女の本『アレクサンダーと私』は日本語に訳され、魅力ある読み物となっています。日本で活躍中のもうひとりの教師、芳野香はACATで訓練されました。彼女は最近アレクサンダー・ワークについて、日本人による最初の本『アレクサンダー・テクニックの使い方』を書き下ろしました。日本の顔をしたワークの紹介として画期的なものです。

日本のアレクサンダー界はまだ小さいので、以上のように歴史もかんたんにまとめることができます。しかしながら、よそでの発展から察せられることは、アレクサンダーの発見は日本においても多様な思想と実践として開花するでしょう。これは合気道や茶道でも起こったことです。避けることはできません。すでに教師の資格をめぐってATIと提携協会とのあいだで見解が異なっています。というわけで重要なことは、あなたが自分に合う流派を決める前に、あらゆる可能性を調べてほしいのです。わたしのことばをうのみにしないで、自分でたしかめてください！

最後に、あなたのレッスンは個人から教わるのであって、流派から教わるわけではありません。だれもアレクサンダーと同じに教えることはできませんし、どの流派の個人もまったく同じではありません。個人差がとても大きいので、教師の「流派」を問うことは無意味です。わたしがこの情報を提供する理由は、「標準的」アレクサンダー・レッスンなどというものはない、ということを強調したいからです。はじめのレッスンで、あまりいい感じがしなかったら、他のいろいろな先生を試してごらんなさい。あなたと相性のいい先生は必ずいるはずです。

6

ひとりでできるアレクサンダー

WORKING ON YOURSELF ALONE

あなたは運動練習をやるために
来たのではないし，
何かの正しいやり方を学ぶために
来たのでもない。
あなたをいつも間違いに
おとしいれるような刺激に直面して，
それに対処することを学習しに来たのだ。

F・M・アレクサンダー

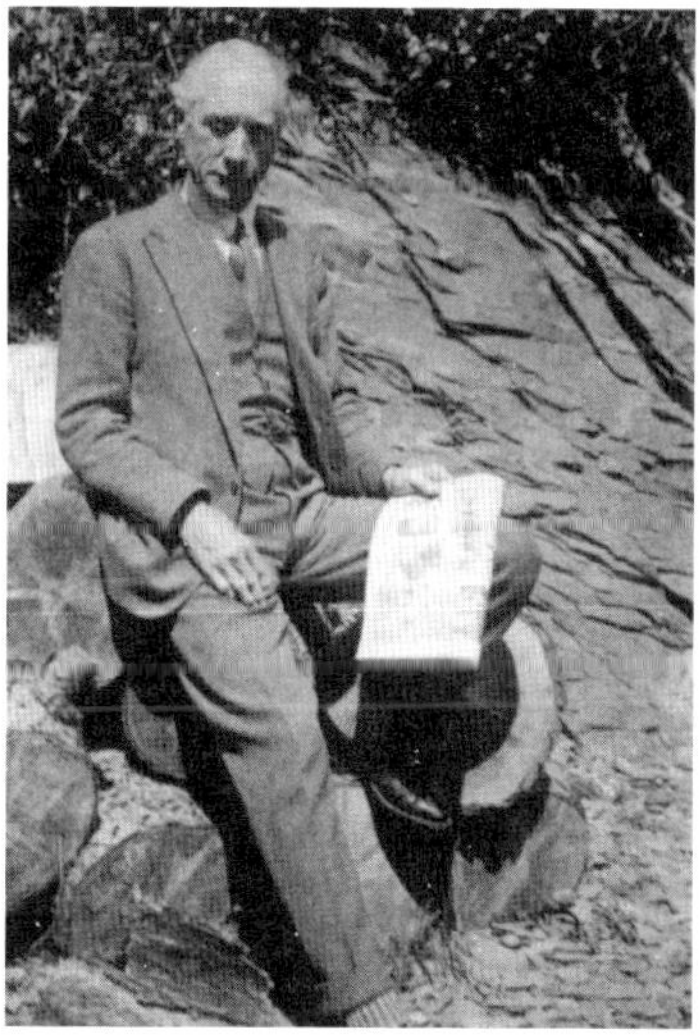

60代後半のアレクサンダー

この章には、ひとりでする訓練の仕方が書いてありますが、これはわたしが過去二十年間にわたって開発してきたものです。その考えはアレクサンダーの仕事にもとづいており、同じ目的をもっていますが、伝統的なアレクサンダー・レッスンとは異なります。レッスンを成り立たせている主な要素として、先生の手によって誘いだされる「感覚」というものがあり、これにもとづいてはかのすべての議論とか手順とか観察が進められます。しかし自習するときには、この要素が欠けています。

わたしの教師生活を通して気になっていた疑問は、どのようにしたら初心者が自分ひとりで先生の手をかりずに、楽で自由自在な「アレクサンダー的経験」を生じさせることができるだろうか、ということでした。これは研究を要する根本的な疑問です。というのは、これにうまい答えが出せれば、アレクサンダーの先生は不要になってしまうからです。正直いって、これが早急に起こることは、ほとんどありません。だからといって、このようなわたしの努力がまったく時間の無駄であったとも思いません。ここにある最初の二つの手順は、もし注意深く行なわれれば、あなたを導いて異なった性質の協調作用を生じさせます。第三の手順はわたしのものではなくて、広くアレクサンダー教師たちによって行なわれているものです。それの意味については第四章の「テーブルワーク」の項目に説明があります。

これらの手順は三つとも、アレクサンダーが最初に鏡を見て行なった実験的観察（第七章）とは多少異なります。ここにあげた手順は瞑想法のモデルにもとづいています。はじめに気持ちを鎮めます、そのうえで考えを進めますが、それは慎重に配列された概念の順番に従って行ないます。その順番に沿って集中を維持することが、良い結果を得るためには決定的です。ですからこれらの手順に即効性があるとは断言できません。何ごとであれ価値のあることは練習が必要です。おすすめは、まずは友だちと実験することです。だれかがテキストを読み、ほかのひとがそれをやってみるとよいでしょう。または、あなたが自分でテキストを読んでテープに入れ、それを自分で聞くこともできますね。やがて手順に慣れてきたらテープなしで、ひとりでできるようになります。

自己感覚

自己感覚とは、からだがからだ自体を感じる能力です。これがカギとなって、これら三つの手順がはたらきます。あなたが学習するのは強力な想像力のシステムを使いこなすことで、それはあなたの神経組織に接続しています。すなわちあなたのからだのひとつひとつの筋肉や靱帯や腱に配置された何百万という自己感覚受容器に接続しているということです。

これらの受容器たちはメッセージを絶え間なく発信し続けていますが、このインプットに気づくことがたいていは抑圧され、ほかの感覚が優先されています。外部の対象物を見たり、聞いたり、においをかいだり、味わったり、触れたりすることに気をとられています。面白いことに、これらすべての感覚は外部の現象と自分自身の関係を決定することにかかわっています。たとえば、においをかぐということは、ほかの物質の分子を自分のなかに摂取することにほかなりません。

それに対して、ただひとつの感覚だけが、わたしたちの内的宇宙だけを扱います。自己感覚です。これは奇跡の感覚です。というのもそれが完全に利用できたなら、わたしたち自身について今までは気づかれていなかった情報の宝庫となるものです。部分的には、わたしがこの章で略述する手順は、あなた自身を訓練して自己感覚に敏感にするための方法でもあるのです。

訓練すればするほど、自分のからだについて思い起こすことがあたりまえになり、自分の協調作用について正確な気づきを持てるようになります。この恩恵はやがて、あなたが毎日する活動――歩いたり、からだを曲げたり、その他もろもろに及ぶことになります。というわけで、今あなたは静かに座って、この自己感覚を使って、あなたの第一次的支持運動パターン（第三章参照）の地図をつくる準備にはいっていきます。

動かずにいる

これら三つの手順で必要なことは、一定時間動かずにいるということです。ちょうど瞑想のときと同様です。時間は自分で決めますが、はじめは十分もやれば充分でしょう。

なんで多くのひとが動かずにいることを忌み嫌うのでしょうか？　反対に、こんなふうにたずねてみることもできます――なんでわたしはいつも、もぞもぞ、ごそごそやっているのでしょう？　自分自身を見てごらんなさい。この本を読みながら静かにしていますか、それとも足をゆすったり、髪の毛をもてあそんだり、ガムをかんだり、くちびるをかんだり、必要以上にきつく脚を組んだり、何かを握りしめていたりしていませんか？　あなた自身を注意深く観察すれば、あなたは必ず何かをしていますが、正直に分析すれば、それらは本当は不必要なことです。なぜでしょう？

ときどきわたしはひとりでこんなゲームをします。喫茶店でだれかひとりのひとを選び、その動きを絶えず見ます。それが瞬間ごとにどのような異なった行動となって表れるかということを見るのです――最初にこの被験者は指でテーブルをたたいています。こんどはそれをやめて脚を組みなおしました。しばらく何もしないでいましたが、こんどは塩のびんをもてあそんでいます。それをやめるとこんどは夕バコに火をつけ、煙を吹き出しました。すると、こんどは……、といったぐあいに、果てしなく続きます。

この行動はやむことがありません──いつでも、いつでも、いつでも、なんらかのかたちで、「もぞもぞ」は続いているのです。わたしたちは英語で human 'beings' と呼ばれ、「存在」するものと思われていますが、それよりは human 'doings'「する」ものと呼んだほうがよさそうです。これらの行動をやめなさい。ただ静かに動かずに自分を見てください。これを読んでいる今やめてごらんなさい。できますか？　どれくらい長くできますか？

このようにもぞもぞしたくなる第一の動機は、自分というものから逃げようとしているのです──居心地の悪さとか、取り乱している状態から逃げたいのです。あなたのもぞもぞ活動をいくつか分析してごらんなさい──なんでそんなことをするのですか？　どのような衝動、どのような欲求があなたのなかにあって、そのもぞもぞで答えようとしているのですか？　それは何かを求めているのですか、欠けている何かを満たそうというのですか、運動に方向づけをしているのですか？　調べてみましょう。

絶えず調節したり動いたりすることは自分の気をそらせて、隠された状況を経験できないようにしています。動くのを止めて、そういった状態を経験してみると、数秒のうちに大変なことにもなりかねません。めまい、吐き気、恐怖、心配、いらだちなどが、まず起こることは珍しくありません。わたしの生徒のなかには、そんなことはできない、というひとたちがいました。一分たりとも、動かずに座るということができないし、やろうともしないのです。してごらんなさいといわれただけで、怒り出す人さえいます。さらに、幸運な少数の人たちは、こんなふうにやめることでほっとして、至福を感じたりもします。あなたの経験はたぶん、この両極端の中間のどこかに位置づけられるでしょう。

1 第一次的支持パターン

ステップ1　自己認知

第一段階の「動かずにいる」ということには、もっと深い意味があり、それは自分自身を認知するということです。落ち着きのない自分に落ち着いてください。「ましな」状態にすることはあきらめてください。もろもろの「不完全」を持つあなた自身を抱きこんでください。否認するかぎり変化は不可能です。

否認とは、この場合、あなたが今あるがままの状態をやめようとすることです。たいていの場合、姿勢を調整しようとすることは、何か居心地の悪さをなくしたいということから出てきます。それはあたかも不快感をテコに使って、自分自身をどこか別のところへ押しやろうとしているみたいです――ここに矛盾があります。押すためには押されるものがなくてはなりません。ですから不快感からどれほど逃れようと努力しても、不快感を欠かすことはできないのです。

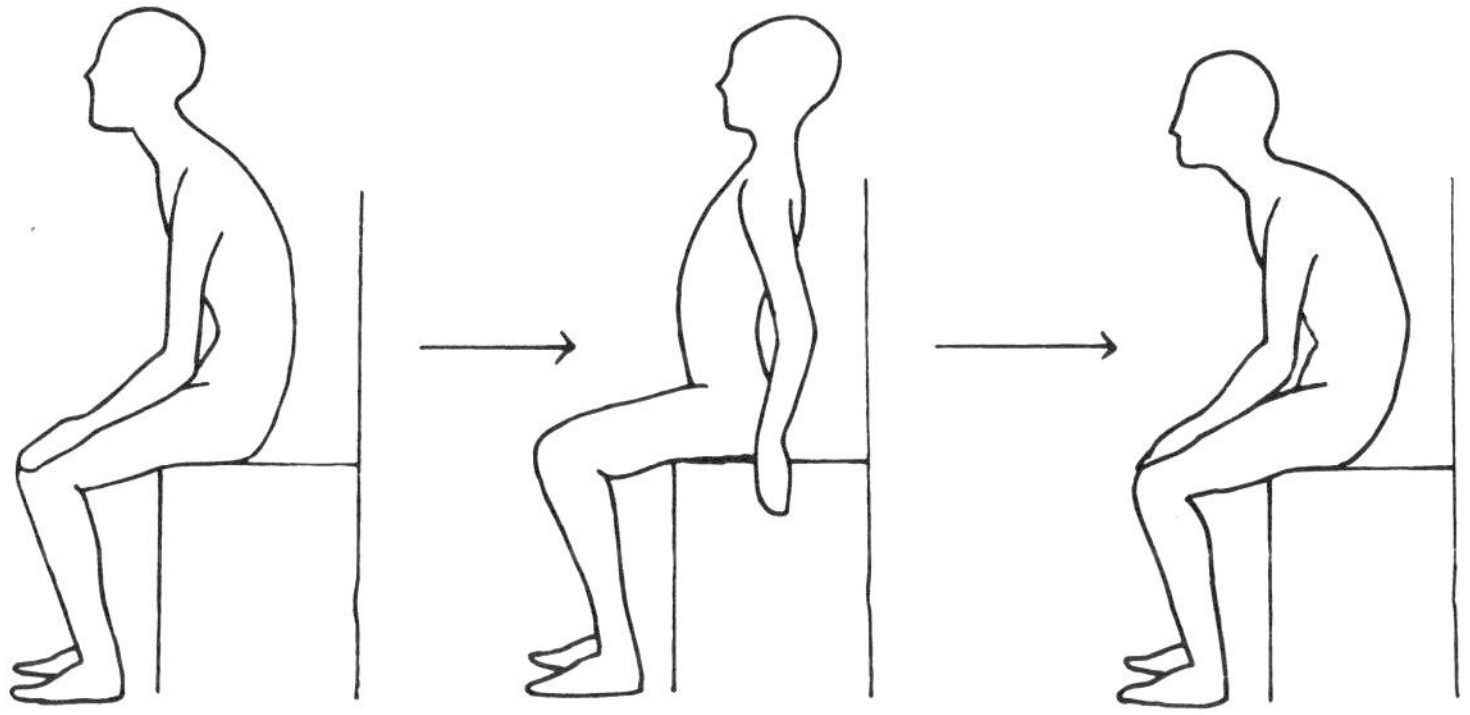

図7　自分が屈んでいるのに気がつくと，まずきちんと座ろうとして大変な努力をします。しかし，しばらく経つとそれに疲れてしまい，前よりもひどく屈みこみます。

「努力しても結局は今までに知っていることを強調するだけなのだ」（アレクサンダー）

これはどうどうめぐり的状況です。あなたは不快感から逃れたいが、それから逃れるためには、不快感を使わなくてはならない。それはいつもあなたにつきまといます。これはかんたんに理解できます。

あなたが屈みこんでいないとして、それではなんできちんと座っていなくてはならないのですか？　しばらくきちんと座っていると何が起こりますか？　**図7**が進行状況を示します――最終的にあなたは前よりもひどく屈みこみます。

自己認知こそ、逆説的ですが、果てしないどうどうめぐりから逃れる方法なのです。あなたが学習するのは、故障して修理を待っているものとして自分を見ることをやめ、自分の不快感にもっと深く入っていくのです。自分とたたかうのではなくて、自分に寛容になり、自分自身に対して愛と哀れみさえも感じるようになるのです。

動かずにいると最初の数分間は――動きたい衝動が起こり続けます。とるに足らないことなんだと思いながら、それらを観察し、衝動が起こるたびに決意を新たに、「いいえ、その動きは起こさない。わたしはこのまま静かに動かずに自分のからだのなかにとどまり、こういった状態をあるがままに認知しよう」とします。このように自分自身を認知するという前提でワークし続けると、ふしぎなことがあらわれてきます。このようにしていることが、ますます容易に、いい気持ちにさえなってきます。あなたの気持ちが静まって、もはやからだの部分を調節し続けたい感じが起こらなくなったら、そのときこそ手順の次の段階へいく準備ができたのです。

はじめは、この第一段階より先へはいかないものです。それでよいのです――気持ちを静めるのに時間をかけるほうが、落ち着かない気持ちのまま先へ進むよりも、よいのです。落ち着かないまま進むということはまったく逆効果になります。

ステップ2　あなたの第一次的支持パターンのマッピング

この第二ステップには、自分の筋肉がまずはどのようにまとめられているか、に気づくことが含まれます――あなたの運動支持組織と連動する「存在」筋肉の活動のマッピングです。復習のために、第三章の「支持運動と目的運動」「〈いる〉ための筋肉と〈する〉ための筋肉」の項目をごらんください。「支持運動」とは深層に内在する「存在」のための筋肉組織によって形成されるパターンで、運動中のあなたの統一を維持します。あなたのひととなりがそこにあらわれており、未表現の感情がたくわえられています。この手続きを進めていると、ときたま強い情動を経験することが予想されます。

しかし、感情からはじめるわけではありません。実際には自分のからだのいろいろな部分と部分の空間的な関係をゆっくりと地図にしていきます。これをするためには、よくある日常的な体勢からはじめます。イスに座ることをおすすめします。だれでもすることですから。しかしこの練習がすんだら、あらゆる種類の異なった姿勢でやってみるのが良いのです。まず座りますが、正しく座ろうとするよりは、自分が楽だと思う姿勢になります。ここで第七章の「準備としての立ち方」の項目を読みますと、もっと詳しい説明があります。すでに第一ステップで述べたような、ある程度の静けさに達したら、これから述べるようなボディ・マッピングに移ります。この手順によれば、どのような体勢にあっても（立っていても、曲げていても、寄りかかっていても、仰向けに横たわっていても）自分の協調作用の地図をつくることはできます。ここでは、あなたがイスに座っているものとして話を進めます。

右と左の肩から腕にかけて

腕は肩からはじまるのではありません。肩は腕の一部分でしかないのです。あなたが鳥であったなら、「腕」の部分は羽毛の生えているところにあたり、「肩」の部分はすべての筋力と腕の動きがそこからはじまるところです。言語によるこのような有害かつ愚かな分割を避けるために、わたしはこれを「腕肩」と呼びます。

あなたの左右の腕肩を比べてみます――どちらが硬いですか？

たしかにわからなかったら、あなたの注意をしばらく両方に向けて、そのまま待ちます。腕肩についての印象がだんだんとはっきりしてきます。「待つ」ことで時間をかけると、これら両方の腕肩からもどってくる微妙な内感覚的フィードバックが識別できるようになります。この練習の一部として、自己感覚のフィードバックに対してもっと敏感になることがあります。これはニューサウスウェールズ大学のガーリック教授によれば「失われた第六番目の感覚」をとりもどすことです。視覚と聴覚が自己感覚を圧倒してしまうので、わたしたちは自己感覚において得られるはずの微妙な識別を経験することがほとんどありません。

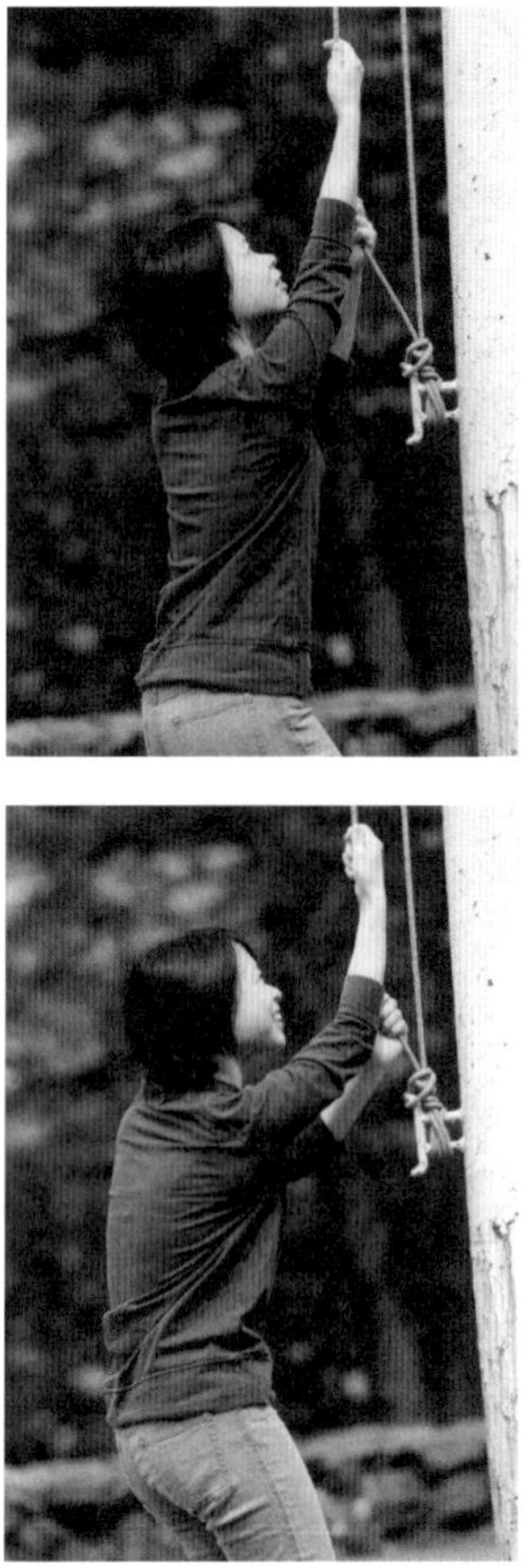

ひもを引っ張る生徒
あなたの腕肩の使い方が異なると，あなた全体の動きの協調作用が劇的に異なってきます。
〔写真　多田明弘〕

自分にたずねます――わたしの両腕肩はまったく同じに感じるだろうか？

これもまたほとんど不可能に近いことです。そうしたら調べてみます。

――ふたつはどのように違うのだろうか？　ふたつを創造的に感じ続けます。

――あなたが「肩」とか「腕」とか思っているもの、なんでもかんでも――**上側はどうかな、下側はどうかな、内側はどうかな、外側はどうかな？**

こんどは両者の空間的な位置関係を調べます――どちらが高いかな？　どちらが前に出ているかな？

また待ちます。そうすればはっきりした印象というものが浮上してきます。すぐにはなかなかはっきりしてこないことも多いのです。でも、しばらくしたら、印象はもう少しはっきりしてきます。はじめはまっすぐに座っていたつもりでも、調べていくうちに**図8**のように、ねじ曲がっていると感じるようになるかもし

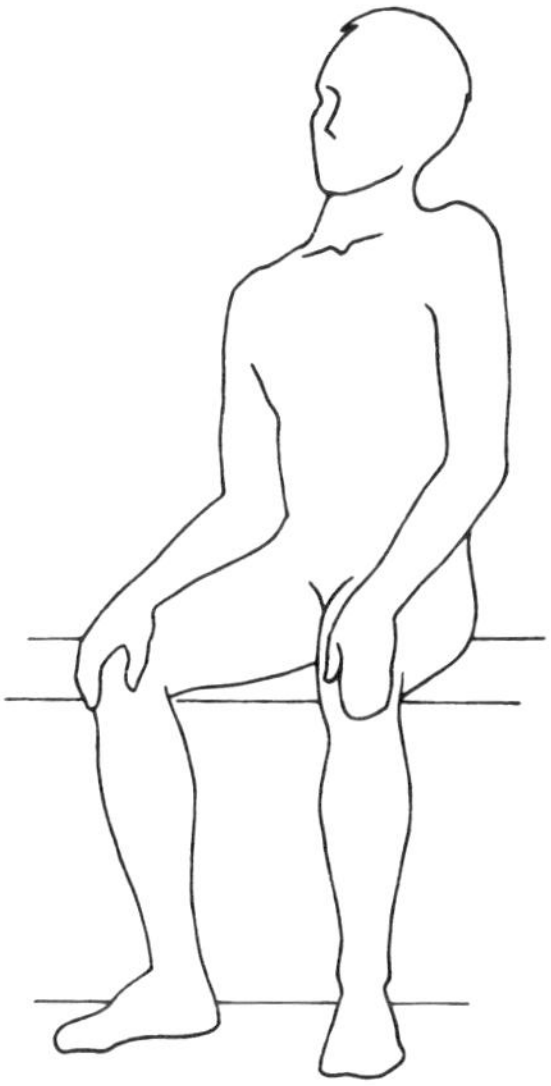

図8　わたしたちが自分のからだをいつもちょっとねじ曲げていることを誇張して描いてあります。頭が片側に傾き，片方の肩が後と下へ圧えられるとか，胴体がねじれ，片脚がもう一方の脚よりも外へ向いています。いますぐ自分を調べてごらんなさい。

れません。はっきりした印象が得られたら、先へいきます。

あなたの頭と首

あなたの腕肩はどこで終わり、どこから首がはじまるのですか？　もちろんこれに答えることは不可能です――そのような場所はありません。ですから、あなたの腕肩の感覚を広げて首の両側まで含めます。このように支持パターンをマッピングする過程で重要なことは、いままでやってきたマッピングの上に積み上げていくということです。今の場合でいえば、腕肩の印象を保ち続けながら、気づきの領域を広げて、そこに頭と首のマッピングを含めていきます。

首のどちら側が硬いですか？　これはあなたが硬いと感じる側の腕肩と関係がありますか――この同じ緊張が腕全体を通してつながっていることを感じますか？　腕肩のときにやったように、この緊張の感じを空間的に方向づけてみましょう。あなたは頭をどちらかに傾けてはいませんか？　これは腕肩で経験したことと一致しますか？　またしても、時間をかけて腕肩と頭の傾きについてはっきりした印象が浮上するまで待ちます。たっぷりと必要なだけ時間をかけて、ここにたどりつきます。これらの領域についてはっきりした内的イメージが得られないうちは先へ行きません。

あなたの胸郭と骨盤

こんどはあなたの背中とイスとの接触を感じます。 腕肩、首と頭の気づきを保ちながら、あなたの背中の右または左のどちら側がイスの背にたくさん触れていますか？ プレッシャーをたくさんかけていますか？ イスの背に触れているのは、背中の同じ部分ですか、あるいは異なった部分ですか？ そこと、腕肩と頭と首の関係をつけられますか、それを支持パターン全体の一部として位置づけることができますか？

胸郭の両脇をチェックします。 一番下の肋骨と骨盤のてっぺんのあいだの胴体の両脇です。そこの両側とも同じ長さに感じますか、それとも片側が短い感じですか——つまり胸郭がそちら側で圧し下げていますか？ 同様にして、ここを、今まであなたが感じてきた頭、首、腕肩、背中のすべてと関係づけます。そしてこれの全部が、ひとつの支持パターンにあてはまっていくのを発見します。この新しい気づきが発生してくるまでは先へ行きません。そうなるまで練習を続けます。

こんどは座骨とイスとの接触を感じます。 座骨の上に真っすぐに座っていますか、それともお尻の後ろ側で座っていますか？ プレッシャーは両側とも同じですか、それともどちらか片側にもっと感じますか？ このことはからだのほかの部分で起こっていることと、どのようにつながりますか？ 支持運動の全体的パターンにどうあてはまりますか？

あなたの脚、膝と足

いままでに発生してきたあなたのボディ・マップ全体を活性化し続けながら、それを拡大して両脚にまで及ぼします。**特に感じてほしいのは、左右の膝と膝の関係です——片方がもう一方よりも引き込んでいませんか？　また、片方の膝がもう一方よりも開いていませんか？**　これがあなたのからだ全体の支持パターンの結果であるということを感じますか？　つまり、あなたの頭、腕肩、胸郭と骨盤のすべてがいっしょになって、その結果あなたの両脚がいまの位置にあるということです。

最後に、このように全体的な気づきをもちながら、**両足がどのように床の上にあるかチェックします**——もし両足とも床の上にあるとすればですが。足のどの部分にプレッシャーがつよいですか？　足の内側、土ふまずの側に重みをかけていますか、それとも外側に重みをかけて土ふまずを床から持ち上げていますか？　この動きが、両膝と上体の位置と関係していることがわかりますか？　またまた——これが頭から下までの全体的パターンにどうあてはまるのか、考えてみます。練習をすれば、この全体の段階は数秒もかからずにできるようになります。もっと短くもなります。覚えておいてほしいのは、情報はつねにそこにあるということです——学ぶことは、それを聞いて解釈することだけ——それを練習しているのです。

ステップ3　部分から全体へ

これまでのことで明らかになってきているはずですが、あなたのからだは少しばかり右か左にねじれています――これはほとんど普遍的な事実です。この質問を問いつづけ、自分の場合はどうなのだろうか、と自分なりに調べていきますと、だんだんにからだ全体のねじれの印象が浮上してきます。はじめはねじれがわからなくても、忍耐をもって問いつづければ、最終的には印象が浮上してきます。必ずそうなります。

しばしばこの印象は突然のひらめきとしてあらわれます。わたしはしばしば生徒の顔に驚きの表情を見ました。からだのあちこちにある痛みやしこりが突然に意味をなしたのです――からだの全体的なねじれの結果だということがわかったのです。こういった第三ステップをめざして第二ステップを踏んできたのです。ここで「実感」することは、あなた自身をまとめようとして頭のてっぺんから足の先までを全体的にねじっているのだということです。

このパターンのマッピングについては何百の可能性がありますが、ここではその詳細に立ち入りません――この青写真をもとに創造的に自分の地図をつくるのはあなたの仕事です。鋭い読者はお気づきになるでしょうが、いままでにわたしがガイドしたのは全体的な回転運動的なねじれだけでした。その理由はひとつには回転のなかにはからだのほかのすべての運動を含めることができるからです（屈曲、伸展、外展、内展、外旋、内旋、その他のもっと特殊な運動パターン）。

しかしながら、それぞれの運動を種類別にとりあげて分析することも可能です。たとえば、はじめにからだ全体の屈曲パターン（からだを前に屈みこむように曲げる）と伸展パターン（からだを後ろにそらせる）だけを調べてみます。これが有益なのは、頭と首の動きがからだ全体を圧し下げる原因として組み込まれていることがわかります。

初心

大切なことは、あなたを全体的にまとめているパターンの印象が自然に浮かび上がってくることです。いま気になって考えていることとか、専門家から聞いたことからきたとかの、頭で考えた押しつけを自分のからだにすることではありません。「専門家」が正しいとしても、それでもあなたは自分のなかに自分でそれを経験しなくてはなりません。ほんとうに理解することは、感じることです――単なる無味乾燥な頭の理解ではないのです。もし正しく行なわれれば、この手順であなたがありありと感じる発見は、すでにあなたのなかに存在しながら気づくことなく隠されていた何物かなのです。大切なのは、あなたが何をやっているかを、はじめないうちから知っているはずはない、ということです。たとえあなたがこの手順を何百回となくやってみたとしても、はじめてみないとわからないのです。わたしの先生のマージの例があります。

あるときマージとわたしはシドニー港の岸辺を散歩していました。すでに八十七歳のマージは午前中ずっと教えていたので疲れていました。それで彼女はベンチに座って海をながめ、わたしは浜辺へ降りていく不思議な階段を調べていました。わたしがもどって、彼女のそばに座ると、彼女はわたしを見ていいました。

「あんたがあそこに降りているあいだ、わたしが何をしていたか、おわかりですか?」

「いいえ、マージ。わかりませんね」とわたしはいいました。

「それはね」と彼女は答えました。

「〈前と上へ〉とはどういうことか調べていたのよ」

読者はすでにおわかりのはずですが、〈前と上へ〉はアレクサンダーの基本的な方向性で、一番最初にレッスンで習うことです。というわけでマージはすでに五十年以上も教えてきた先生なのに、いまだにそれをわかろうとしている! もちろんマージがわたしに教えたかったことは——彼女は年を経た古ギツネですから、わたしがいつも理論にふりまわされて観察がいいかげんになっていることを見抜いていましたから——どんなことでも、ああわかっているなんて思いこまないで、すでに知っているわいなんて尊大な考えを持ちなさんな、ということを思い出させてくれたのです。禅の鈴木俊隆老師は書いています。

「**初心には多くの可能性がある。しかし経験者の心には可能性が少ない**」（鈴木俊隆）

この手順で実験するたびごとに、初心をもって近づきましょう。

ステップ4　さらに奥深く

自分の第一次的支持運動パターンに全体的な気づきを得たならば、こんどはそれと少し遊んでみます。そしてこのパターンと自分との関係を発展させてみます。いくつかのやり方があります。それらをとっかえひっかえやってみてもよいし、または一度にひとつずつやってみてもよいでしょう。

①全体的パターンを単線運転的にでなく、感じます。説明しましょう。以前は、印象を一歩一歩築きあげました。上から下へとからだのなかを動きました。あなたの注意は意図的にいくつかの線に沿って方向づけられていました。こんどは、注意が行きたいところへ行かせます。これでもフォーカスはからだにありま

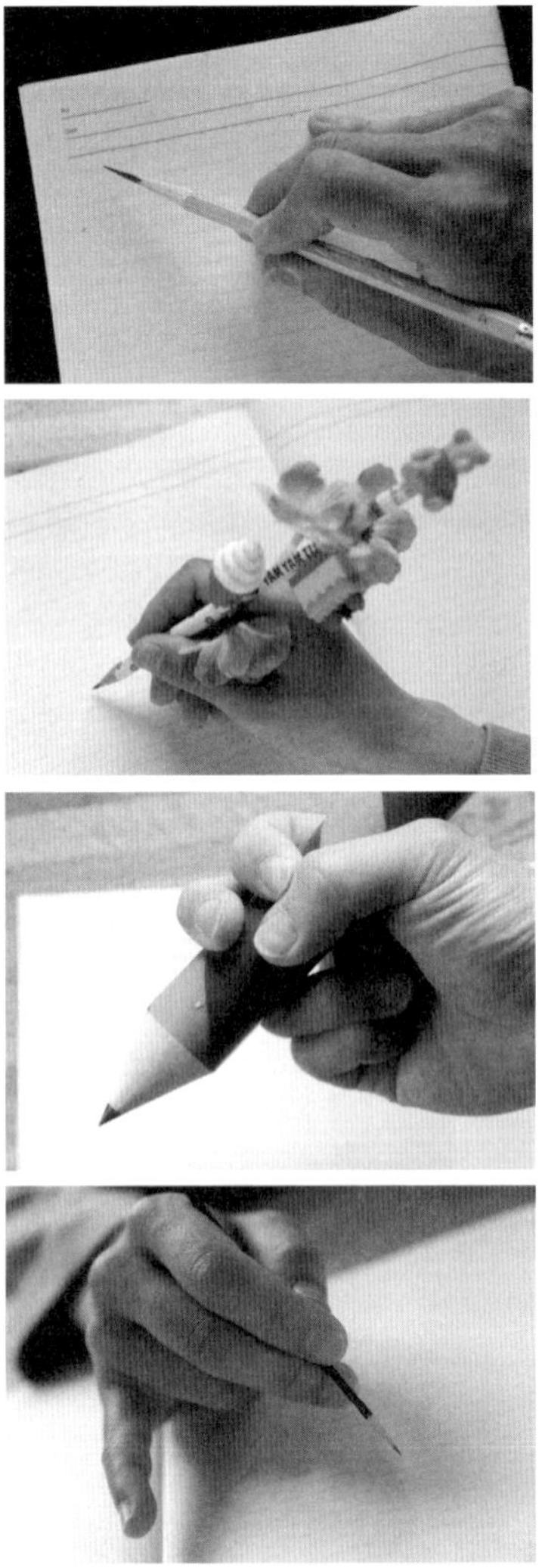

エンピツをもつ手
だれでもエンピツをもつことができます。しかしまったく同じエンピツはありません。自分の使い方もそのようなものです。似たようなところもありますが，とても異なっているところもあります。
〔写真　多田明弘〕

す。無関係な空想にふけるというのではありませんが、特別な順番とか、論理とかに従うのではありません。注意が自然に起こる、といったらよいでしょうか。これはあなたの全体的支持パターンについての認識を深めて、いままでに認知されなかった側面をあらわします。直感的に、なんとなく、の感じについていきましょう。

②支持運動のパターンを強調することも有益です。すでに向かっていると自分で感じる方向へもっとねじります。ただしとても繊細に全体的パターンに大いなる気づきをもちながら、誇張する過程を行ないます。自分のどこでがんばっているか、まとめるための誇張はどの筋肉グループが引き受けているか、識別します。誇張した動きによってからだのいろいろな部分の緊張がふえますか？　どこで？　それはどこか特定の場所ではじまる感じですか、それとも全体的に起こってくるのですか？　ある場所が他の場所に比べて、よけいにはたらいていますか？

③あなたの支持運動パターンが感情的につめこんでいるものを経験します。それを、いわゆる態度として感じてみてください——世界に対するあなたのかかわり方、あなたのことを他人に対してどう伝えていますか。あなたは世界に対して、受け入れていますか、たたかっていますか、引きこもっていますか？　それともあなたは一部分が引きさがり、ほかの部分が押し出していますか？　自分を強いと感じますか、弱いと感じますか？　悲しみがありますか、それとも欲求不満とか、いらだち、もしかしたら怒りが潜んでいませんか？

ただこれらの印象が浮上するにまかせます。注意を向けようとするだけで十分です。何も出てこなくても、無理をしません。時をあらためて、もう一度やってみます。

ステップ5　あなた専用の方向づけ

前に説明したように、緊張感とか不快感をなおそうとすると、たいていの場合にすることは、緊張の場所とは「反対」に行こうとします。たとえば、かがみこむ傾向に反対して、「まっすぐに座る」ことをします。このアプローチの異なるところは、わたしたちは緊張のなかに入りこみ、それを抱きこみ、それとなじみ深く知りあい、そのプロセスを通すと、まとめのパターンはただ消えてしまうのです。マージがいつも教えていたように。

「今までもっていたものがなくなることを手に入れるのです」（マージョリー・バーストー）

いままでに述べてきたステップに忠実に従ってきたならば、こんどのステップは実質的には何の説明もいりません。自分を固めるパターンの広がりが完全に実感できたなら、「解放」は自然に起こります。それは自分でやっている固めのすべてに対して目覚めるといったらよいでしょうか、すごくはっきりと感じられてしまうので、これ以上調べることは何もありません——というわけで、解放されたことがはっきりします。緩めることがかんたんにできないようでしたら、それはいうまでもなく自分のパターンがはっきり見えていないということです。ですから一から四までのステップをもっと徹底的にくりかえす必要があります。とはいえ、こんどのステップについて気に留めておくべきポイントがいくつかあります。

①いかなる緊張でも、それをやめるカギは、収縮の方向を変えるためには、あなたのからだがそれとちょうど正反対の方向にほぐれるにまかせることです。「まかせる」とか「ほぐれる」ということばに注意してください。ポイントは、弛緩が起こるのは、あなたを短くして押し下げている筋肉が長くなることによるのであって、ほかの筋肉を使ってあなたを引っ張り上げるのではありません。覚えてほしいのは、筋肉が長くなるということは、それが緩むということです。筋肉がしようとしてできることは、収縮することだけです。

②たいていのリラックスの仕方はこの点が欠けています。筋肉に「緩んで」と話しかけるだけでは不十分です――筋肉はそれにはあまりうまく反応しませんね。知らなくてはならないのは、筋肉が緩むためにはどの方向に向かって緩むと思えばいいのでしょうか？　もしもあなたが左に向かって引っぱっているのなら、これらの筋肉を「緩める」ためには右に向かって解放するよりほかはありません。左に向かって落ちていけば、すでにある緊張は増すばかりです。

③こういったことが新しくあなた専用の方向づけになります。ワークしていないときに、これらを思い出しはじめます――いつも解放するべき固めのパターンとの関係にたちもどります。これらの方向づけはかならずしも第七章で述べた「頭は上と前へ、背中が長くなり幅広くなり、膝が離れながら前へいきます」では

ありません。そのかわり、今度はあなた独自の方向づけであって、自分をどのように固めているかについての、はっきりした認識にもとづいています。この練習を続けていくと、やるたびに方向づけは変わります。数日間うまくいっても、永遠には続きません。方向づけを新鮮に保つために、忍耐強く繊細な観察にたちもどり、自分のまとめ方の連動的パターンをくりかえしくりかえし再発見し続けます。

④あなた独自の方向づけを使いながら、自分の固めパターンを「ほぐして」いくわけですが、そこで変な、まちがった感じが起こることが予想されます。また、いつもの痛みや緊張からの解放を感じることも予想されます。もしそれらを経験しないとしたら、あなたはやりすぎています。これが決定的瞬間です――うまくいっていれば、繊細に動いていれば、結果が手に入る瞬間です。あなたの経験は先生の手によるワークと同等です。それはすばらしい瞬間です、すべての努力に値します。この経験は何日間もあなたにとどまります。あなたは自分独自のアレクサンダー的方向づけを構築したのです！

ステップ6　決定的瞬間を調べる

いままで調べてきたことは、内筋すなわち存在的筋肉による、まとめのパターンに限られていました。それは不可欠のものであるとはいえ、それだけで完結するものではありません。例のまとめのパターンと交錯し重なりあいながら、相互作用して影響しながら、もっと大きな、もっと粗い、何かをなすための外筋群というものがあり、歩いたり、曲げたり、腕や脚を使ったり、といった大きな動きをします（詳しくは第三章の「支持運動と目的運動」の項を復習してください）。これらの大きな動きがあなたの第一次的支持パターンに影響しますか？　逆に、あなたの第一次的支持のパターンがこれらの大きな動きに影響していますか？

これらの質問に答えるための単純な動きは、イスに座ったまま前に傾いてみます。イスに座ったところからはじめ、いままでのステップを全部通して行ない、最終的には、あなたの第一次的支持パターンの解放までいきます。このときイスに座ったまま、前に向かう動きを考えます。その考えを思ったら即時に、からだにどんな結果があらわれるか観察します。研究が明らかにしたところでは、動くことを考えただけでも筋肉に活動がはじまり、それが結局は、思ったところの動きとしてあらわれます。あなたの目的は感受性を高めて敏感にして、これらの微妙な変化を、実際に動くより以前に察知できるようになることです。あなたが緊張したと察知した瞬間に、動くという「つもり」をやめて、ただの座りにもどりましょう。

たっぷり時間をかけて、これら二つの動きのあいだを行ったり来たりして踊ります――「踊る」というのは、座ったまま前に動きはじめるのと、その動きをやめるために緩むことです。どちらの場合も――動こうとする決定と、やめようとする決定は――本気でなくてはなりません。ほんとうにそのつもりになるのであって、観察のためのたくらみではありません。この動作／非動作の決定的瞬間をめぐるダンスを観察するにつれて、イスにかけたまま前に動こうとするときの準備運動のすべてを分析することができます。

これらの準備運動は、あなたの習慣的な第一次的支持運動パターンと、どのように比較できるでしょう？　あなた自身がそこから出ようとしていた先ほどの十分間の緊張と硬直に、またもどった感じがしませんか？　このステップもまた自分の第一次的支持運動パターンの印象を得るために有益な方法です。これと、それ以前のステップをあわせれば、自分のまとめのパターンを完全に調べつくすことができます――まず静止の場合と、そして運動中の場合の両方です。

次に面白い部分がきます。あなたの習慣的まとめパターンにもどらずに、座ったまま前に動くことができますか？　これはやろうとしただけでも、とても変な感じです。あなたの気持ちは、このような協調作用とはなじみがないので、こんな動きにはどうしても尻込みします。座ったまま前に動くには、どうしてもなじみの仕方で押し下げをしなくてはならないという圧倒的な感じがあります。

とにかく、そのような協調作用はしないと決めます。そのかわりに、あなた専用の方向づけを思って、それをからだ全体に行きわたらせながら、座ったまま前に動きます。どんなでしたか？　調べてごらんなさい。習慣的まとめのパターンに落ち込みましたか？　座ったまま前に動くのがいつもより容易でしたか、それとも硬い感じでしたか？

ここであなたは自分自身に対して、とても正直にならなくてはなりません。わたしたちはだれでも成功したがります。しかしほんとうのところ十中八九は失敗したはずです。この失敗こそが実際は成功のもと、学習の基本です。失敗を予想し、よろこび、やってしまったことを考えなおし、もう一度実験します。この段階で初心者にとってもっともありがちな失敗は、新しい姿勢を崩すまいとして緊張し硬直したまま、前に動いてしまうことです。これが起こるとロボットになったような感じがします。でも、がっかりしないでください――これはレッスン中にいつも起こることです。自分に対してがまん強く、親切にしてあげましょう。わたしが描いた線に沿って実験を続けてください。これは長い目でみなくてはなりません。すぐにできることではありません。

2 後頭下筋を感じる

後頭下筋という筋肉群は決定的に重要です。わたしと生徒たちの実験を通して発見したのですが、全体的な協調作用に対してこれらの筋肉群は気味悪いほど過大な影響をもつのです。この考えを支持するような科学的証明はまだ見つけることができませんが、たしかにそれらには生理学的に独特の輪郭があります。とにかく、あなたがわたしの橋わたしに忠実に従えば、この考えの有効性について経験的な実感による証明を得ることができます。

後頭下筋の輪郭

人間身体のなかでもっとも微妙にコントロールされている筋肉群は、目を操作する筋肉です。二番目にもっとも微妙にコントロールされている筋肉群は舌を動かすものです。これらは当然のこととして、おどろくことはありません。しかし第三の筋肉群はどうでしょう？　後頭下筋群です――そんな名前を聞いたことすらないのでは？　何故にそれほどすごい支配力をこれらの筋肉は与えられているのか、あなたは説明できますか？　これらの後頭下筋群とはいったい何者なのか？　そしてなぜそこにいるのでしょうか？

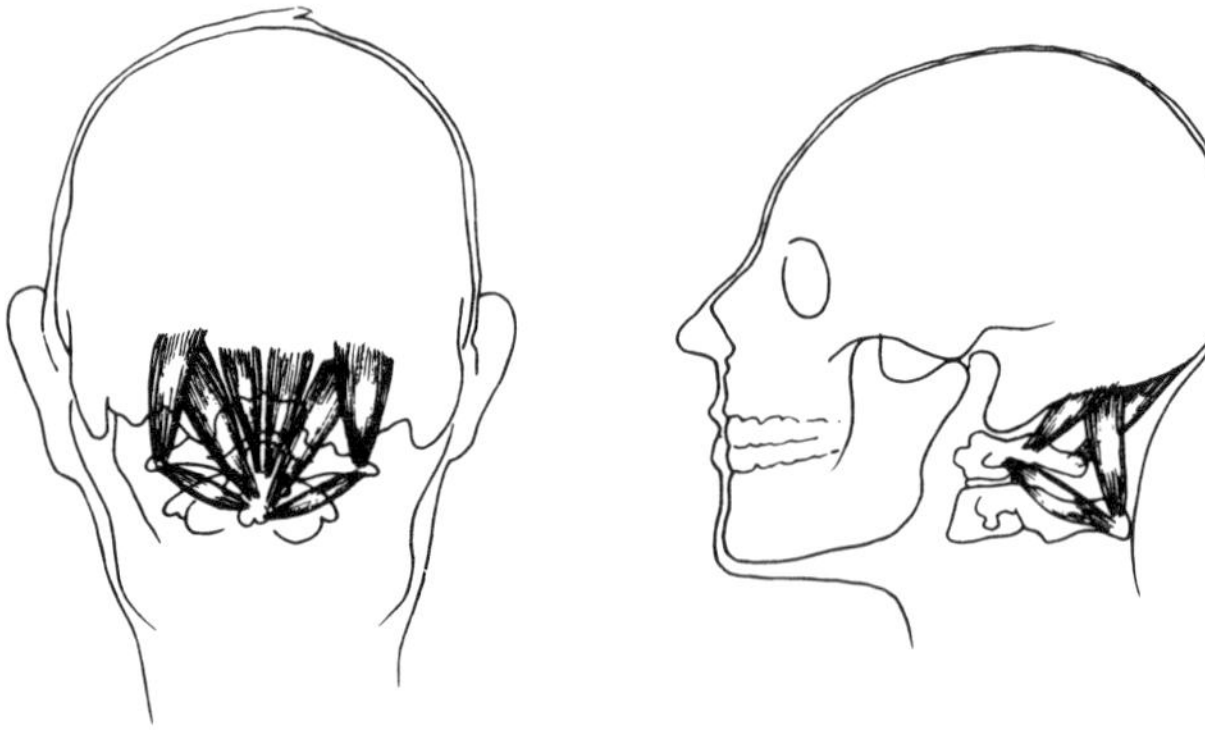
図９　後頭下筋と，その他の関係ある筋肉

図９を見ると後頭下筋と、それに関係ある筋肉の場所がわかります。後頭下筋とは、「後頭骨」すなわち頭蓋骨の底を形成している骨の「下」にくっついている筋肉です。解剖学的に厳密にいえば、図９にあらわされている筋肉には「後頭下筋」でないものも含まれていますが、これからは単純化のために、それらすべてを後頭下筋と呼んでおきます。

図９から明らかにわかることは、これらの筋肉には頭をぐるぐる動かすような強さも地の利もありません。わたしたちの頭はとても重いので、これらの筋肉がその目方を支えることはできません――頭を支えたり、動かしたりするのは、ほかの大きな強い筋肉の仕事です。というわけで、厳密にいえば、後頭下筋は筋肉としての役割さえ果たしていないのです。

ステップ1　初源的調整作用をもう一度

アレクサンダーの「初源的調整作用」の考えを覚えていますか？　後頭下筋群は、このアレクサンダーが想像していた機能とすごく共鳴しあうものがありますね。アレクサンダーに対して誤解のないようにいっておきますが、彼は「初源的調整作用」を感覚のための「もの」として考えたのではありません。耳とか目のような感覚のための「もの」ではないのです。彼のことばでいえば、それはただ「関係の世界」にのみ存在するということで、つまりそれはいろいろな「ものごと」のあいだの関係として立ち上がってくる、というのです。

これは後頭下筋群と考えあわせると、納得できます。これらの筋肉群にできる唯一のこと、そしてとても上手にできることは、頭が脊椎の上でバランスをとっている、その微妙な動きを察知するということです。これらの筋肉は、頭と脊椎の位置関係を察知し、頭の動きを起動します。わたしの考えでそれらをたとえてみれば、自動車のパワーステアリングのようなものです——力を入れずに、ほかの力のある筋肉をコントロールし、わたしたち内部の協調作用というダンスを修正し整列させます。

ステップ2　後頭下筋の動き

まずはじめに、この観察をします。何人かの友人の頭を、彼らが立っていたり、動かずに座っていたりするときに、見ます。最初に見ると、頭は動いていないように見えます。しかし、目が暗闇に慣れてくるのと同様に、目が細かな動きになれてくると、実際には彼らの頭は動きを絶対にやめることがないのが、わかります。あなたの友人に頭を動かさないように頼んでごらんなさい――一体全体なんのこと？――彼らは頭を動かしているつもりはないのです。彼らはこれらの小さな動きを感じることはできませんが、あなたはそれが起こっているのを、はっきりと見ることができます。

この手順の第一の目的は、頭にはこれらの小さい動きがあるのだということを自分の目で証明して、そしてあなた自身の頭もつねに揺れているのを感じられるような感受性のレベルに達してほしいのです。はじめる前に、図9を見て、自分のからだのなかで実際にこれらの筋肉がどこにあるのかイメージする練習をしてください。これらの筋肉について正確にはっきりとしたイメージがもてるように勉強します。

この章のはじまりの「動かずにいる」というところを、もう一度読んでください。そこにあるように自分自身の準備ができたら、まず後頭下筋のあたりに注意をおきます。実は、することといっては、これしかないのですが、これにがまんできなくなるひとたちがいます。あなたの状況によりますが、次のいずれかが起こります。

①何も感じられない。その部分に注意を保つことがほどんど不可能。なぜならその部分が麻痺しているような、存在していないような感じがするから。部屋のドアの取っ手に気づいてくださいと、わたしが頼んでいるような感じで無意味すぎて、できるはずがないと感じます。それがあなたの第一の結論だとしたら、そ

れであるからこそ、この手順をやる必要があるのです！ この重要な筋肉群とあなたの接触が切れている兆候です。これらを意識的に認知する能力は生まれつき備わっているものです。

②（もしかしたらあなたの最初の経験はこれかもしれません）この部分の感じは硬く、ものすごく緊張しているかもしれません、ほとんど耐えがたいほどです。頭を動かすとか、なんとかしたい感じですね。これは良い兆候です。あなたの注意をそこに乗せておくと、すでにある緊張に対して自覚が高まるにつれ、それほど緊張が増えることはなくなります。この筋肉群についてのわたし自身の経験といえば、これらは普通は慢性的に絶えず収縮状態にあり、この状態を意識的に認知できるようになるまでは、どのような緩みも起こることはないのです。この段階でこの部分の感じは、大きな、太い、動きのない、黒い、痛い緊張のかたまりみたいです。

③（もしかしたらあなたの最初の経験はこれかもしれません）この筋肉群の活動を感じます。これは気づきの進んだ状態で、あなたがめざしているところです。いまあなたは頭のすべての小さな動きを実際に感じているのです。これはすでにほかの人で観察したところですね。この段階に達してはじめて、これらの筋肉たちに話しかけるという重要な手順をすることができるようになるのです。それによって、彼らを鎮め、頭をますます静かな平衡状態にもっていくことができるようになります。しかし、それをはじめる前に、時間をかけて、この絶えざる動きになじむようにしてください。それに聞き入ってください。頭がどのように動いているか、十本の筋肉にひとつひとつの活動をイメージしてください。後頭下筋群の活動は抑えようのな

い痙攣のように感じられながら、あなたがそれを感じつつあるときも、自分の仕事を続けています。

ステップ3　差異を識別する

はじめにすることは、異なった動きの方向性を識別します――すなわち前傾か後傾か、左向きか右向きか、あるいは右や左に傾くことです。観察を続けるとわかってくることは、どちらか一方の側がほかの側よりも忙しいということ――つまりどちらかの側へ行きたがる傾向に気づきます。このことが識別できるようになるまで感じ続けます。実際のところ、これらの筋肉についての感受性は果てしなく敏感になり得ます。いつでも動きはますますたくさん感じますし、それがわかることで、さらに次の観察への土台となります。

よろしければ次のステップ４へ進みます。あるいはさらに実験を深めます。もう一度前にもどって「第一次的支持運動パターン」の「ステップ５　あなた専用の方向づけ」の練習をやってみます。これが土台となって先の実験へ進むことができます。

ステップ４　動かしてみる

このプロセスの不思議なところは、もう一度いろいろ動かしてみるまでは、よくわからないままだ、ということです。やさしく頭を右から左へと回してみてください――どんな感じですか？　もしあなたが指示に忠実に従っていたならば、もっと容易な、自由自在な動きという、ごほうびがあります。立ち上がって、ちょっとばかり歩き回ってごらんなさい――歩くとどんな感じですか？　何か違っていますか？

わたしの経験では、同じ感じは二度とありません。さらに――ある時点までは――できるだけ長いこと座ったままでいられれば、そしてあなたの注意を後頭下筋の場所にとどまらせておくことができればできるほど、強力な解放の経験があなたのからだの予期しなかったところで起こることを感じます。それは絶対に頭と首の部分だけではすまないのです。

3　セミスパイン

ほんとんどのアレクサンダー・レッスンはある時点であなたに仰向けに横たわってもらい、本の上に頭を乗せ、膝を立ててもらいます。この姿勢は「セミスパイン」と呼ばれ、**図10**にあります。なぜこれをするのでしょうか？

第一に、セミスパインはあなたの脊椎を最大限に休息させる姿勢です。脊椎のカーブが長くなり、脊椎の内筋、存在のための筋肉が緩むのを助けます。これらの存在のための筋肉はたいてい不必要に硬く収縮しています。本書第三章「〈いる〉ための筋肉と〈する〉ための筋肉」をごらんください。

第二に、あなたの脊椎の椎間板は、起きているときにはかなりの圧力を受けていますが、このように横た

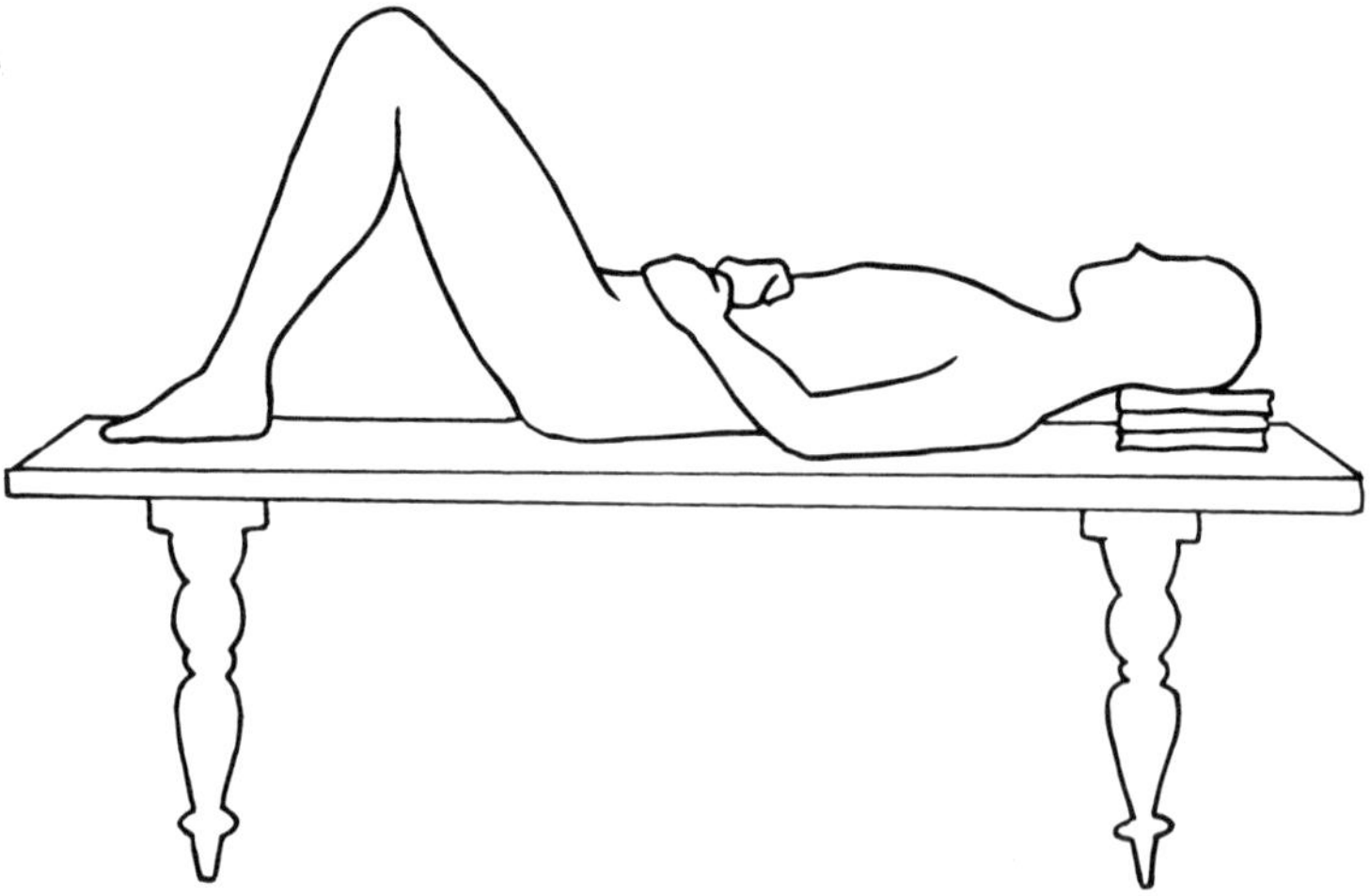

図10　建設的休息のために膝を立てて仰向けになる

わることによって元気をとりもどします。かんたんにいえば、椎間板は椎骨と椎骨のあいだにあって緩衝器の役目をしています。ふつう一日経てば、これらの椎間板は体重を受けて、その圧力でゆっくりと収縮していきますから、文字通りあなたは縮んでいくのです。そして夜にまた伸びるのです――椎間板は周りの液体をスポンジのように吸収してふくらみ――次の日に備えます。とはいえ、夜が来るまで待つのは長すぎます。日中に一、二回セミスパインで横になって、椎間板のスポンジをふくらませる機会をつくると健康に良いのです。

第三に、セミスパインは自分の筋肉組織を統一するチャンスになります。協調作用が特に何もしなくてよい受動的な状態において、アレクサンダーの方向性を考えます。家に帰ってイスにへたりこむよりは、ずっと楽になります。アレクサンダー教師はこれを「建設的休息」と呼んでいます。

セミスパインになる

セミスパインの姿勢に注意深く入っていけばいくだけ、良いことがあります。時間をかけてのびのびと姿勢に入っていくほうがずっと良いのです。忙しく横になると、その結果、収縮し、ねじれ、身長も短くなってしまいます。**図11**に示してあるのが、床にセミスパインで横たわるときの、良いやり方です。床におりたら、次のことに気をつけます。

①頭の下に何冊かの本を置きます。本の厚さをどうするのが一番よいかについてはアレクサンダー・ワールドのなかでも、いろいろな考え方があります。およその目安として、壁を背にして、肩甲骨とお尻が軽く触れるところに立ちます。前を向いたまま、だれかに頼んで、後頭部と壁のあいだの距離を計ってもらいます。この数値は本の厚さ（頭をのせる高さ）の出発点として、いろいろ高さを変えて実験して、自分にとって高すぎもせず（あごと首のあいだにしわができないように）、低すぎもしない（頭が後ろに落ちない）、自分にとって楽な厚さ（高さ）をみつけます。

その目的は頭の位置がちょうど脊椎に対してどちらにも傾かずに中立であるように、すなわち立ってまっすぐ前を見たときと同じようでありたいのです。ふとんでなくて、本を使います、というのは本は頭をしっかりと支えますが、ふとんだと頭が後ろへ落ちてしまうからです。もしそれが頭にあたって硬く不愉快でしたら、タオルで接触をやわらげてもいいですが、それでも接触点はしっかりしたものであってほしいので

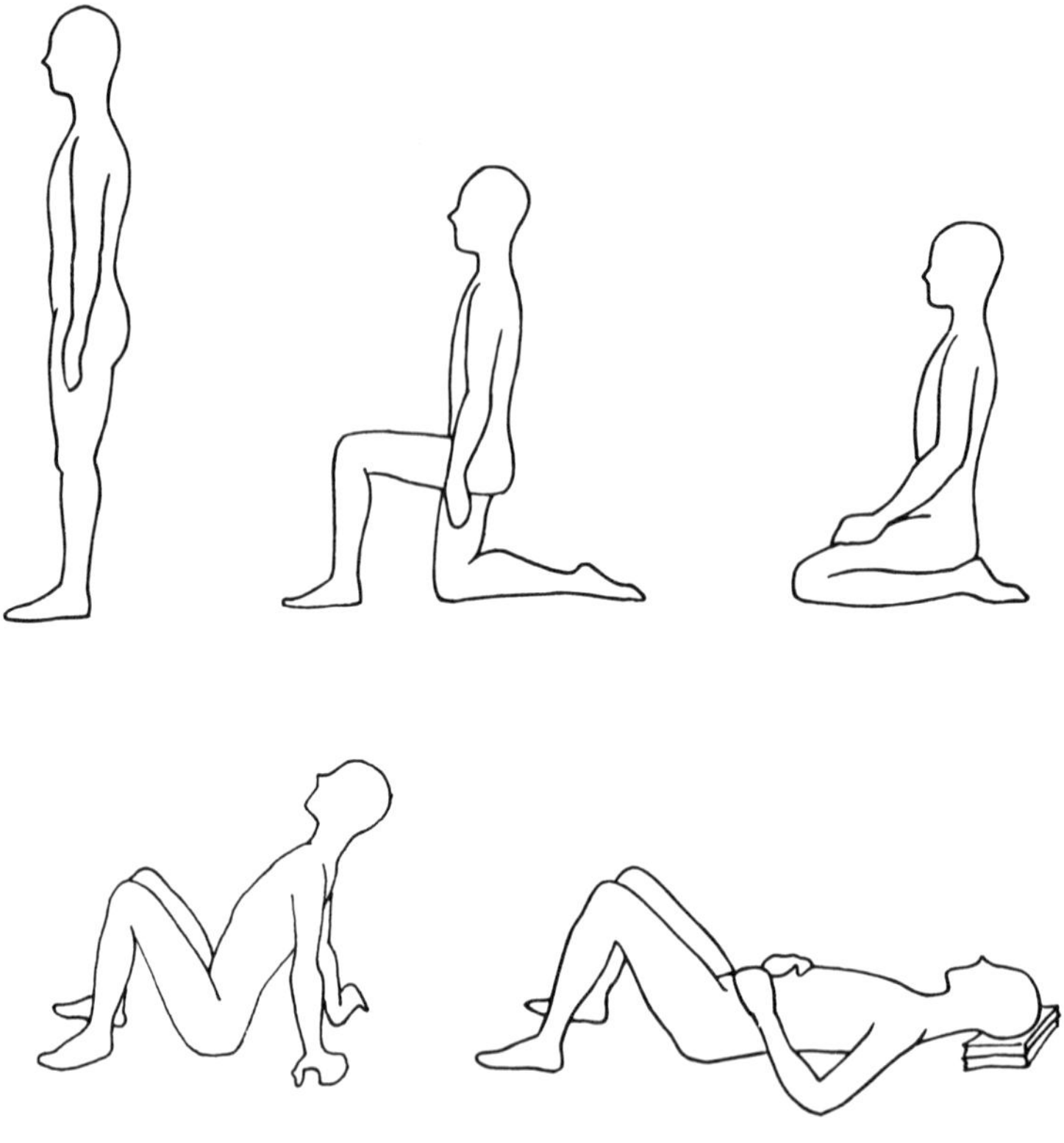

図 11　本から自分の身長の半分離れて立ち，この手順に従って床におりていきます。手順に時間をかけることによって，全体のプロセスがますます効果的になります。

す。首には本が触れないようにします。

②膝を曲げて立たせる理由は、腰へのプレッシャーを減らすことです。脚を立てておくことが難しければ――膝が外側に倒れやすいひとの場合は――膝の下に座ぶとんを敷きます。下脚をイスに乗せるひともいますが、その場合はイスの高さが膝とおよそ同じでなくてはなりません。

腰を調べてみます――床に着いていますか、それともまだ反りが残っていますか？ もちろん骨盤をもちあげて、お尻を反らせれば腰を平らに床に着けることはできます――でも、これはアレクサンダーの「何もしない」原理に反しますから、これはやりません。その説明は第三章をごらんください。

そのかわりに立って、もう一度床におりなおします。こんどは床に胴体を伸ばすときに腰を反らさないように気をつけます。それでも反りが残っていたら、そのままにしておきます。時間をかけて練習すれば、このアーチはたいてい平らになって床に着きます。そうならないこともあります。というのはあなたの背中がそのような体型につくられていないからです。すべてのひとにあてはまるように指示するのは難しいことです。

③手は胴体の上で気楽に感じるところに置くのが一番です。ひとによっては、これは腰骨の上だったり、またはおなかの上だったりします。もっとも自然に感じるのはどこか実験してみます。ただし手は組みません――両手は触れないほうがよいのです。こうすればそれぞれの手を別々に感じやすくなりますし、手を組むことからくる不必要な緊張を避けられます。

先生の好みによっては生徒の手を胴体の上でなくて横に——手のひらを下向きにして、およそ腰のあたりに置くこともあります。気に入るかどうか、やってみてごらんなさい——いいかもしれませんよ。

というわけで、用意はできました——次は何をしますか?

このようには考えません

まず自分のからだのいうことを聞き、感じ、観察することが、からだに緊張を緩めるようなメッセージを送るよりも何よりも前にすることです。あまりにも多くの「テクニーク」が、すぐにわたしたちに何かを「する」ようにさせます——実際に運動させたり、その程度はおだやかで微細なものであるかもしれません。あるいは頭のなかで、滝とか青い光を想像させるとか、筋肉に話しかけて緩んでくださいとか、重くなってくださいとか頼んだりします。どうか、そのようなスタートはしないでください。

そのかわりに、時間をかけて自分の緊張と知り合いになりましょう。緊張と友だちになれば、それをよく理解できます。それを遠ざけているかぎり——その緊張をつくりだすために自分が何をしているのか本当に理解することは期待できません。

ただ自分といっしょに「いる」ことからはじめます——なんとかしようとか、良くしようとか、直そうとか、調節しようとか、そういうことは一切しません。そのかわり、ひたすら聞き、感じ、観察します。あなたの考えに時間をあたえると、からだにゆとりができてきます。急がなくては、という気持ちはやめます。

そのかわりに、たっぷりと自分に時間をあげます。たっぷりと、たっぷりと時間をかければ、そのプロセスが自分のペースでほぐれていきます。あなたは何もしなくてよいのです。

このように考えます

この事実をよく考えてほしいのです。

いまあなたがセミスパインで横たわっていると、何百万、何千万の情報が無数の感覚神経の端末からつくりだされています。この圧倒的な情報量はあなたの脳に届いて処理されますが、普通は意識にのぼらないレベルで起こっていることです。ですから、自分自身を開いて、これらすべての絶えざる微妙な波動と動きを受け入れてごらんなさい。それらが起こってくるにまかせて自分のからだの感覚といっしょにいてください——これだけでもやがてあなたが「方向づけ」をするときに役立つような理解へみちびきます。

例として、頭と首のあたりについて、どう考えたらよいのかをやってみます。同じ方法を使って、あなたのからだのいろいろな部分を調べることができます。一般的には頭と首からはじめるのがよいようです。それから胴体を下へ伝わって（肋骨と骨盤）、腕（肩、ひじ、手）、そして最後に脚（尻、膝、足）にいたります。

筋肉は関節を中心にして組織されていますから、一般的な指針として、関節のまわりに気づきを向けるのが役に立ちます。やさしい解剖学の本を買って、関節の場所を知りましょう（たとえば『音楽家ならだれでも知っておきたい「からだ」のこと』)。多くの筋肉がひとつの関節へと集中しています。その関節の動きを感じることで、多くの筋肉が引っぱったり、収縮したりするのを感じることができます。

例として……頭と首のあたり

はじめにまず頭と首に気づきます。頭蓋骨の底で後頭下筋がはたらいているのはどこですか。このことは「後頭下筋」の手順で詳しく調べました。ただこのあたりに気づきをとどまらせておきますと、ゆっくりと感覚が浮上してきます――動きとか、硬ささえもあらわれてきます。その時点で、起こっていると感じた動きに対して、楽にして静かになるようにメッセージを送ります。

部分について気づくのに役立つもうひとつの方法は、どこで接触しているかを感じることです。この場合でいえば、頭と肩が床と接しているのはどこですか――これらの接点に落ちてくる重さを感じるだけでよいのです。あなたの首はこれらの接点と接点のあいだで宙に浮いていることも思ってみて――それはどんな感じですか?

あなたの気づきに注意を向けて、(それは表層のことですか、それとも深いですか――ただ皮膚のことだけを思っていますか?) ボリュームを感じることを練習してください――長さ、幅、高さをもっていることを。詳しくいって、どの部分がきついとか硬いとか感じますか? 気づきが浅いのはどこですか? 特にきついとか硬い部分がありますか? そうだとしたら、それをもっと調べてみます――その「硬さ」はどこで終わりますか？　その感覚はどれくらい浅いですか深いですか？　この「硬さ」の感覚についていくとやがて、この「硬さ」は実はあなたの首の維持運動パターンの一部であることがわかり、ある特定の一部分だけが痛むとかそういったことではない、という理解にいたります。またしても――この気づきをもてば、その部分が長く緩んでいくように「方向性」をあたえやすくなります。

動きながら考える

セミスパインで横たわっているときに大切なことは、アレクサンダーのいわゆる動きながら考えるという原理を応用することです。第二章の「動きながら考える」をごらんください。実際的にはからだの感覚を調べながら、自分の注意を広げて、包括性を増していきます。たとえば、あなたの胴体に注意を向けますが、頭と首への気づきは続けながら、注意を向けるということです。そのつながりが理解できるまで練習します。それら二つの領域のつながりを理解したいのです。ひとつの領域はほかの領域とどのようにつながっているのでしょう？

ときにはレーザー光線の注意力をもって実験する――特に硬い一部分に焦点をあて、ほかを排除することも有益ではありますが、一般的にもっと有効なのは、特に硬い部分を囲んでいるつながりを調べることです。これが動きながら考えるということの意味の一部でもあります。たとえば、ほんとうに腰が痛ければ、注意はそこへ向きやすいものですが、この場合のほんとうの犯人はあなたの脚が腰をひっぱっているとか、あなたの胸が反り返っていることなのかもしれません。

動きながら考え、いくつかの領域の気づきを、ひとつまたひとつと統合していくと、ますます多くの確率をもって奇跡的にあなたのそれまで気づかなかった支持運動パターンに出くわすことになります。あなたの協調作用の全体的なはたらきを理解することによって、無意識的な緊張を生じさせていたパターンの正体をあばくチャンスが増えるのです。

創造的に考える

自己への気づきにもとづけば、抽象的イメージで創造的になることが面白くなります――わたしも大賛成です。ただ問題は、あなたのただのあるがままをそこに含めなくてはなりません。まずはこころが聞いて／感じて／観察することからはじめて、その後ではげしく創造的イメージに突入します。気づきをもちながらすれば、創造的思考はすばらしく心身を開きますが、気づきなしだと、かんたんに妄想におちいり、認識をゆがめます。

この積極的創造の例のひとつを考えましょう。あなたの体重を支えているのは、ただ床とか建物だけではなく、母なる大地全体です。この惑星全体が、あなたの体重を支えています――もはや、しがみつく必要はありません。あなたが乗っかっている地球をイメージして、そしてあなたの体重をあずけます、母なる大地の腕にまかせるのです。

そしてまた上には、天井の向こうに、宇宙があります、無限の空間――が広がって、わたしたちの限定された理解を超え、想像を絶した距離があります。この宇宙の神秘がわたしたちの肉体を生きている毎秒ごとに抱きかかえていますが、わたしたちの意識の大部分は収縮したまま、目の前のこのすばらしい無限の真理を見ていません。それを取り込みましょう――あなたの意識に境界はなくて、この宇宙を満たすことができるんだと想像しましょう。どこか遠いところにいるあなた自身を想像できるなら、あなたの意識が宇宙全体を満たすことだって想像できるはずです。

7

動きの解剖学

ANATOMY OF MOVEMENT

何かを指摘されると，
わたしたちは具合が悪いところを
直すことしか考えない。
そうなるには何年もかかったというのに，
その場で直そうとするのだ。

F・M・アレクサンダー

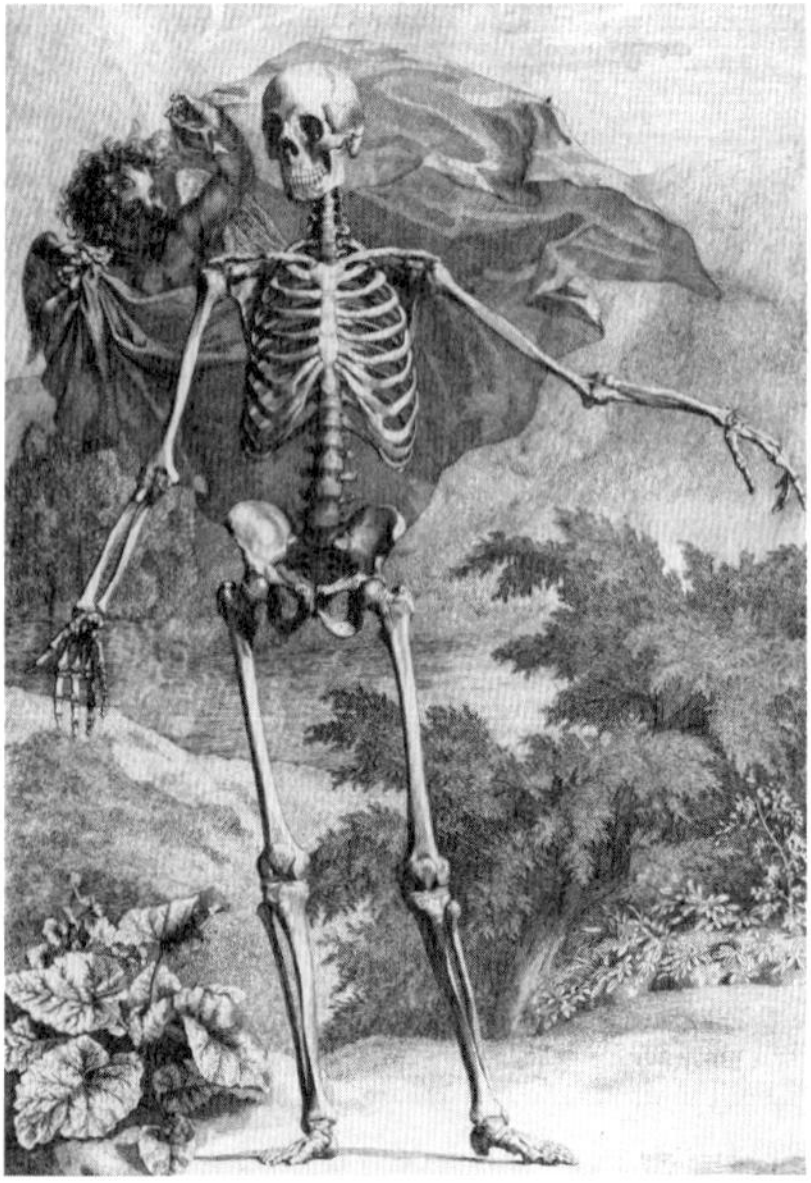

アルバイナスの骸骨

この章は読むためではなくてやってみるために書いてあります。自分ひとりでワークすることに興味がある人にはうってつけです。ですが、まずはじめに第六章に書いてある第一次的支持パターンのプロセスを練習してから取りかかって下さい。大事なのは、あなたの内感覚（内部を想像すること）を訓練してから、ここに書いてある実験にとりかかるということです。

実験はアレクサンダー自身が行なったものに従っています。引用はほとんどアレクサンダーの著書『自分の使い方』（*Use of the Self*）の「テクニークの進化」という章から引いてありますが、原典でその部分をお読みになることを強くおすすめします。

アレクサンダー教師のなかにはそもそも私がこの情報を公開すること自体を好ましく思わない人もいるでしょう。読者を混乱させてしまうのではないか、それどころか害すらあたえてしまうのではないかと。もっともな意見です。害になることはない、と保証はできません。ですが、先生がいないひともたくさんいますし、どうやってワークをしたらよいか正確に書いてある本もほとんどなくて困っている人もたくさんいるのです。つまるところ実情は、アレクサンダー自身がいったということですが、「私のしたようにすればだれでも私のようにできるようになる。でもだれもきちんとやろうとはしない」のです。

ここが難しいところです。これらの実験は忍耐強くきちんと行なわなければなりません。時間が必要ですし、混乱、挫折、失敗といった経験をいとわないことです。エジソンだって電球の発明に成功するまでに何千回となく失敗を重ねたのです。実験とはもともと失敗するためのものです。一度だけで成功してしまえば実験することなど何もなくなってしまいます。しかし、ねばり続ければ光は見えてきます。

アレクサンダーの方向性

アレクサンダー・テクニークには四つの「方向性」があります。

レッスンであなたが出くわすアレクサンダー用語で、あなたが協調作用をとりもどすことを学ぶときにすることです。この章では最初の二つをしらべます。

「方向性を与える」ということには二つの側面があります。第一番目で、もっとも大切なのが、思い方の性質です。あなたは繊細ですか、性急ですか？　このことに関しては第三章で詳しく述べてあります。この思うことの第二の側面は、「実際に何を思っているか」ということです。からだの部分がどちらの方向性に向かって動いていると思っているか、ということです。これがこの章の主題です。これから最初の二つの方向性に必要な考えを見出す手助けをしましょう。これは大胆な試みです。そこまでついていく読者はそんなに多くはないでしょう。アレクサンダー自身でさえ、できるようになるまで数年を費やしたことですから、皆さんがそんなに早くできるようになるかどうかは疑問です。

ですから、実験にとりかかる前にいくつか注意しておきたいと思います。

第一に、これら実験のすべてにおいて、みなさんがどのように自分自身を間違った使い方をしているかを私が知っている、という前提があります。でもほんとうのところ、そんなことどうやって知ることができるのでしょう？　もしかしたら頭を後ろに押し下げていない人もいるかもしれません。そんな人に三人会ったことがあります。私がしたことは、長年の教師経験にもとづいて、私たちの大多数がやっていること、ある教師が「古典的な押し下げ」と呼んだことを、説明したにすぎません。「大多数」ということばに注意して下さい。「すべて」ではありません。あなたは例外かもしれません。例外だとすれば、私の書いたことの多くは、あなたにとって意味のないことです。もしそうだとすれば、すみませんというほかありません。それが私の冒したリスクであり、書きことばの限界です。

第二に、この章の情報にもとづいて自分で実験する際に、自分の考えと動きが繊細であることを確認してからにしてください。それを怠ると、自分に害をあたえてしまいます。これは間違いのないことです。自分の協調作用を改善するどころか、必要以上に緊張する癖をさらに強くして、今まで経験したことのない痛みを味わう結果になるでしょう。四つの方向性を理解するいちばん簡単な方法はレッスンを受けることです。そうすれば、この章はレッスンを理解する最高に貴重な助けになるでしょう。レッスンを受けるとお金がかかりますが時間の節約になります。時間だって大事なものですよね。

とにかく、このように情報を利用なさることをおすすめします。以上、「警告」いたしました。

定義

本題に入る前に、「頭」や「首」など、からだの各部を記述するためにふつう用いることばがどんな意味なのかについて確認しておきましょう。わたしたちは言語を使うとき、同じ語は誰にとっても同じ意味だと無意識に思い込んでいます。これがいかに誤った考えであるかはいうまでもないでしょう。だれかに「神」という語の意味を聞いてみれば、わたしの言おうとしていることはすぐにわかっていただけます。「頭」や「首」といった簡単な語でも「神」と同様、ひとによって意味が異なるのです。

「印刷物には要注意。書いてある通りには読まないことがある」（アレクサンダー）

あなたの首の定義

首は七つの「頸椎」（**図12**）を中心にして、それに付着しているすべての筋肉からなります。この章の実験の研究計画の一環として、時間をかけて七つの頸椎につながった筋肉の研究をしてみてください。腰までまっすぐ降りている筋肉もあります。前部では胸郭の最上部まで延びている筋肉があります（図25参照）。首の内部で頸椎を形づくっている、ひとつひとつの椎骨は思ったより幅があります。耳たぶの下を押すと固くて柔らかいでっぱりがあります。これが第一頸椎（環椎）のいちばん端の部分です。ほかの頸椎はこれほど幅はありませんが、たいていの人が思っているよりは幅があるものです。

あなたの胸郭の定義

あなたのからだの次の部分は十二個の椎骨からなる「胸椎」で、それぞれ肋骨につながっています（図12）。胸郭は、英語で ribcage ですが、それぞれの格子が別々に動くことができるという、特別製の檻（cage）なのです。ひとつひとつの肋骨はそれぞれ少しずつ異なった動き方をします。全部の肋骨がどんなふうに動くかを知る必要はありませんが、肋骨がどんなに柔軟かは知っておく必要があります。鉄格子で

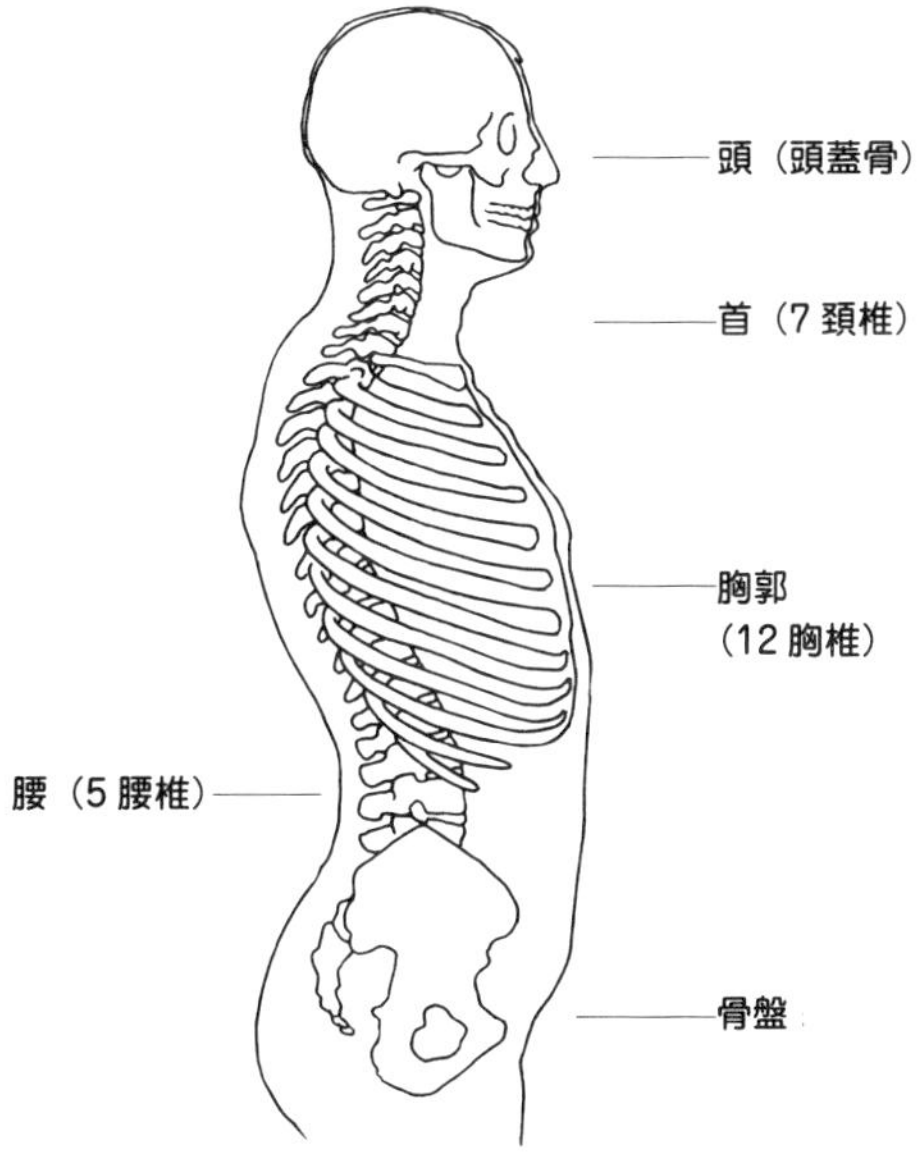

図 12　首，胸郭，骨盤という語は上図のようにどの椎骨とつながっているかで定義することができます。

はありません。ゴムでできていると思って下さい。骨は曲がるものですし、肋骨は別々に動くことができるのです。

あなたの腰の定義

あなたの腰は脊椎の終わりの五つ「腰椎」からなっています（**図13**および**図14**参照）。腰椎は肋骨につながっていないことからも他の椎骨と区別できます。図12では骨盤に隠れて見えませんが、腰椎には、複数の椎骨が一体化してできた仙骨と尾骨が続いていて、骨盤の中にクサビ状に入り込んでいます。脊椎全体もそうですが、とくに脊椎の下部についての重要なことは、すごく大きいということです。みなさんが思うよりずっと大きいのです。太もものの上のほうを手で包んでみてください。太り過ぎでなければ、それが、筋肉もいっしょにして、腰椎の太さです。胴体の真んなかにもう一本脚があるのです。

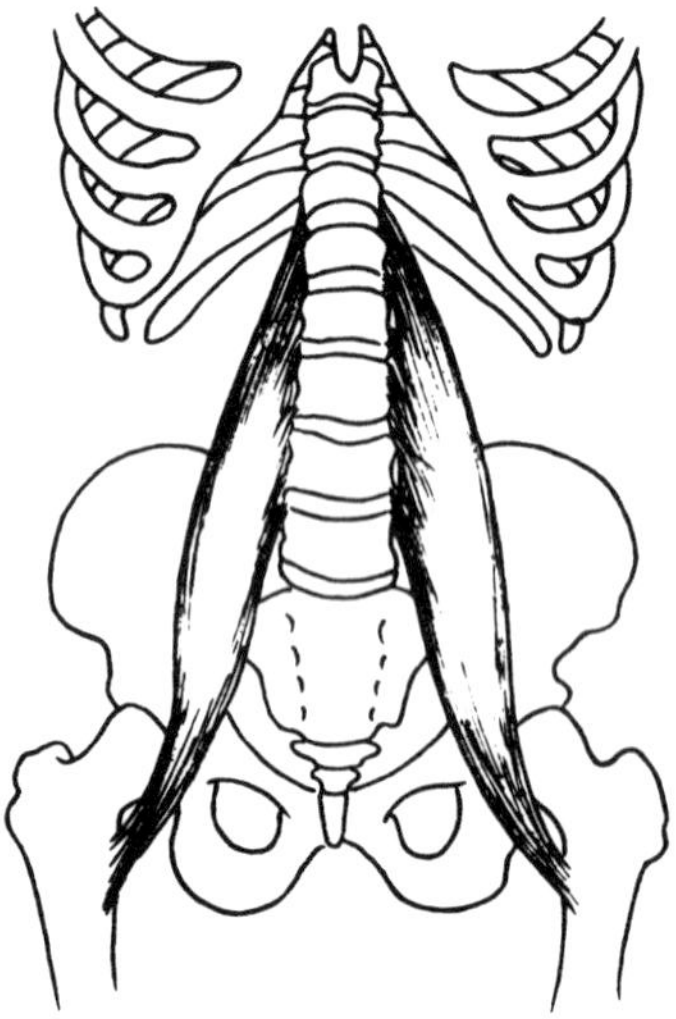

図 13　腰筋は重要な筋肉で，腰と両脚をつないでいます。図では一部だけしか示していません。

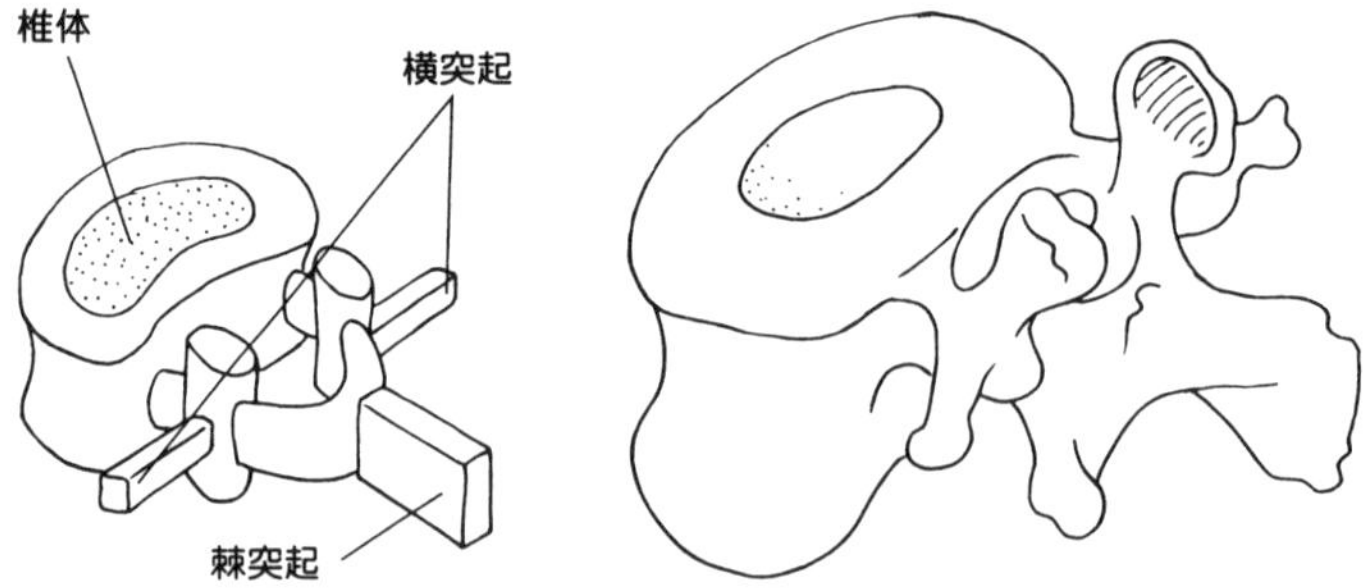

図 14　典型的な椎骨を図式的に描いたもの（左）。腰椎の椎骨（右）。横突起，棘突起とよばれる三つの棒状の部分に注目。ここに筋肉が付着します。

あなたの骨盤の定義

あなたの骨盤は一体化した三つの骨からなっています。骨盤は脊椎から両脚へ体重を移す機能がありま す。また、両脚と腰につながっている筋肉を支える基盤にもなっています。両脚と腰をつなぐ筋肉で重要なものは腰筋です（図13）。この筋肉を研究すれば、この筋肉の動きを感じることで腰と両脚のつながり方について多くを学べるでしょう。

あなたの胴体と脊椎の定義

あなたの胴体とは、首、胸郭、腰、骨盤の総称です。胴体には内臓、筋肉、皮膚も含まれます、それらがあなたのからだの形をつくっています。脊椎とはなんでしょう？　脊椎は、椎骨からなっています。椎骨には、首（七個）、胸郭（十二個）、腰（五個）がつながっていて、さらに複数の椎骨が一体化してできた仙骨と尾骨があります。

あなたの脊椎が胴体のどこにあって、どのくらいの太さがあるかを、思い描いてください。背中にあるでっぱりを脊椎だと思っているひとが多く、脊椎というと背中のすぐそばにある細い管を思い描くひとが多いようです。それは間違いです。脊椎は太い構造物で、からだを支え統合するものです。細い管だったらその仕事をすることができないでしょう。背中にあるでっぱりは、棘突起と呼ばれる椎骨のいちばん端にある部分です（図14）。脊椎で主に体重を支えているのは「椎体」という部分で、胴体のもっと中心のほうにあります。

プライマリー・ムーブメント

四つの方向性はすべてアレクサンダーがからだの「真実で初源的（プライマリー）な動き」と呼んだものに関係があります。簡単にいえば、頭が先にいってからだがついてくる、ということです。あらゆることにおいてそうなのです。アレクサンダーはそれを「プライマリー・コントロール」（初源的調整作用）と呼びました。

頭はからだをどこに連れていこうとするのでしょうか？　これも簡単です。**図15**を見てください。からだが長くなるようにもっていくか（そのときは自由で軽く感じるでしょう）、からだが縮むようにもっていくか（そのときは緊張感が生じ、不快でしょう）、のどちらかです。

頭・首とからだの関係はつねに協調作用に影響をおよぼしています。それは有益な場合もありますが、有害なことが多いのです。首が硬かったり、背中が痛んだり、膝が痛んだり、呼吸困難におちいったり、反復運動損傷とか、あらゆる不必要な緊張が生じたら、頭を押し下げてからだを短くしているにちがいありません。このプライマリー・コントロールがどんなふうに働いているかを体験するちょっとした方法があります。四つんばいになって**図16**にあるように誰かに頭を手で軽く持ってもらうのです。

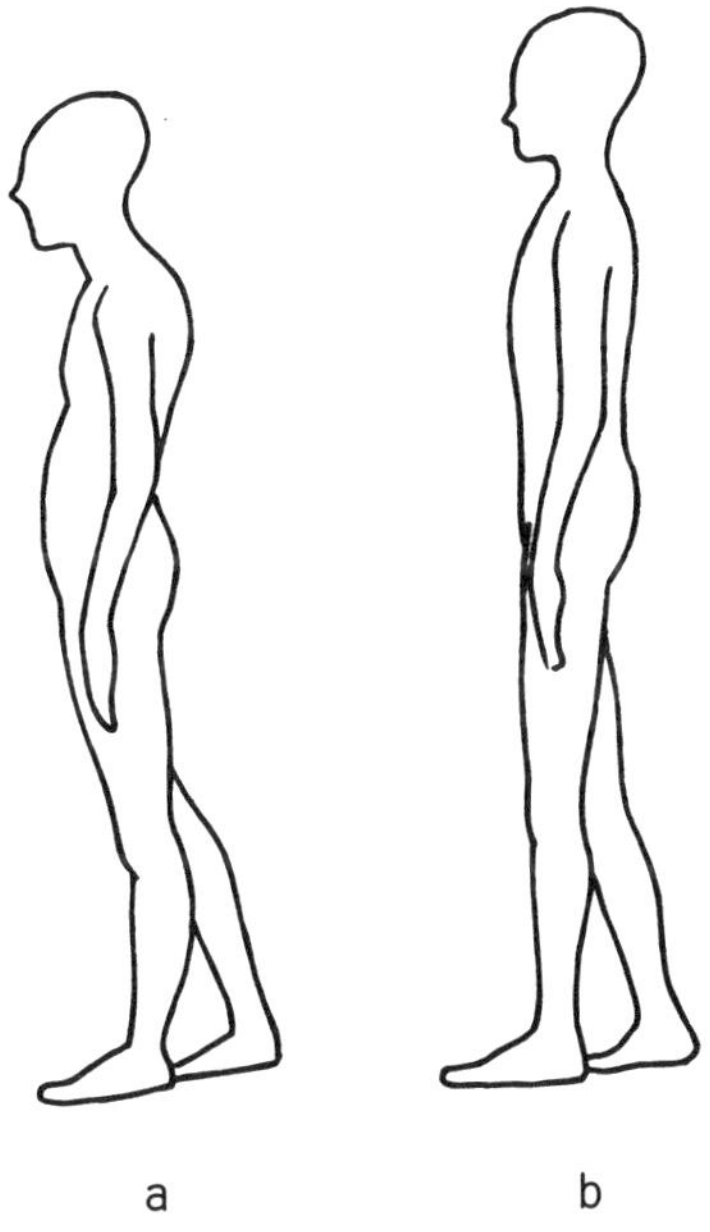

図 15　左側の a はからだを短くして歩こうとしています。一方，右側の b はからだが長くなっています。

図 16　これをすると四つんばいになっている人はアレクサンダーのいう「プライマリー・コントロール」の原理が働いているのをはっきりと体験することができます。

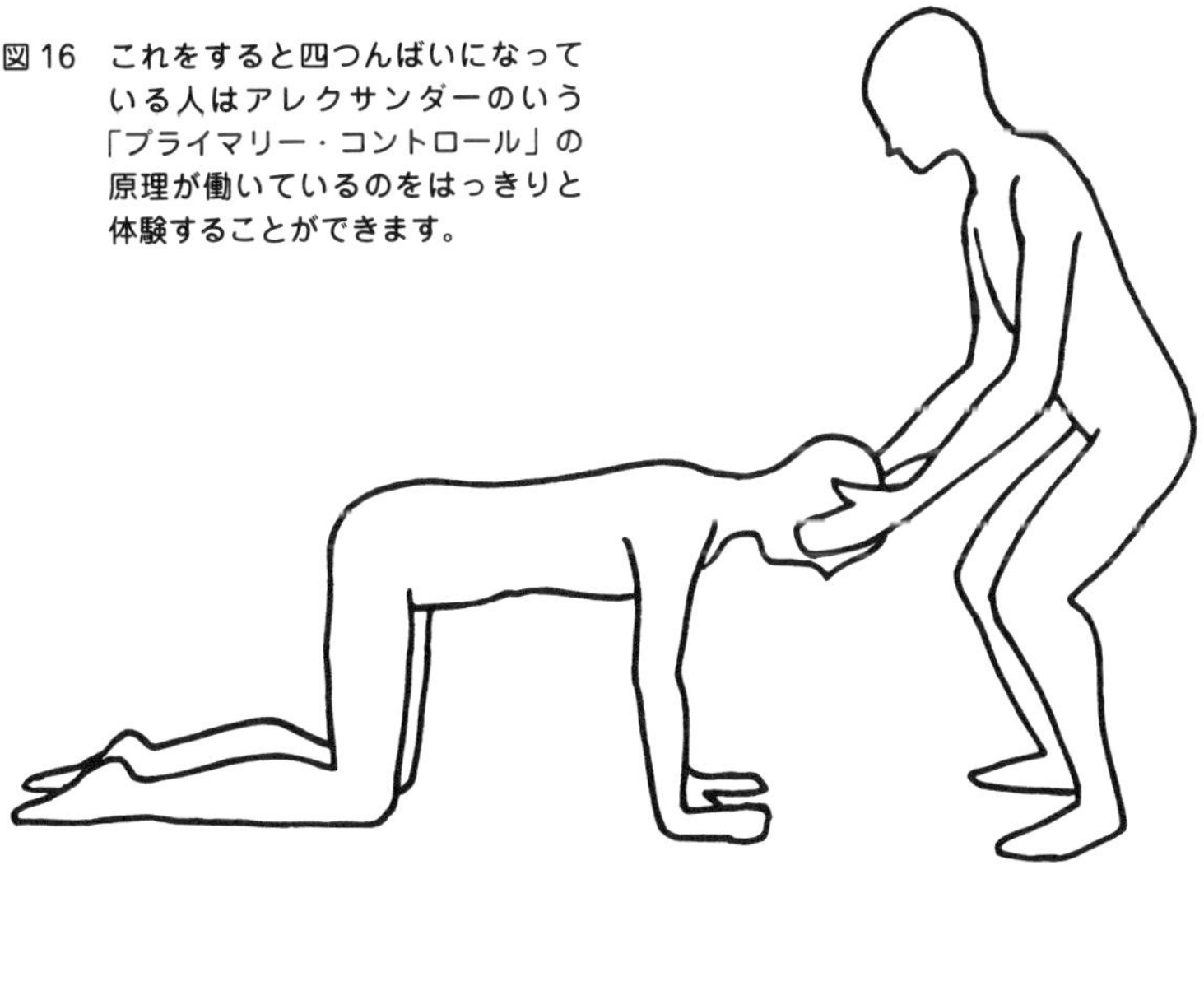

次に頭を「やさしく」回してもらって左右を見るようにします。そうすると、頭が導かれる方向にからだがいかざるをえないことを経験するでしょう。頭を導かれるのにまかせながら同時に反対方向に動き出そうとしてごらんなさい。それはほとんど不可能です。あなたが頭をそちらの方向に向けない限りは、できません。頭が先にいってからだがついてくるのです。

1 方向性を発見する

準備としての立ち方

まずはじめに、アレクサンダー自身がやったように、すくなくとも二つの鏡を用意して、**図17**のように、首をねじらなくても自分の横顔が見えるようにします。

これらの実験はすべて立って行ないます。というわけで、まず準備としての立ち方を説明しなくてはなりません。この瞬間に、疑いもなく、あなたは良い姿勢とか悪い姿勢について、いろいろな考えをお持ちです。これらを実行に移そうとして、まっすぐに立ったり、もっときちんとしようとするかもしれませんね。

なんでみんなまっすぐ立とうとするのでしょうか？　それは、いつもは「だらけて」いるからです。です

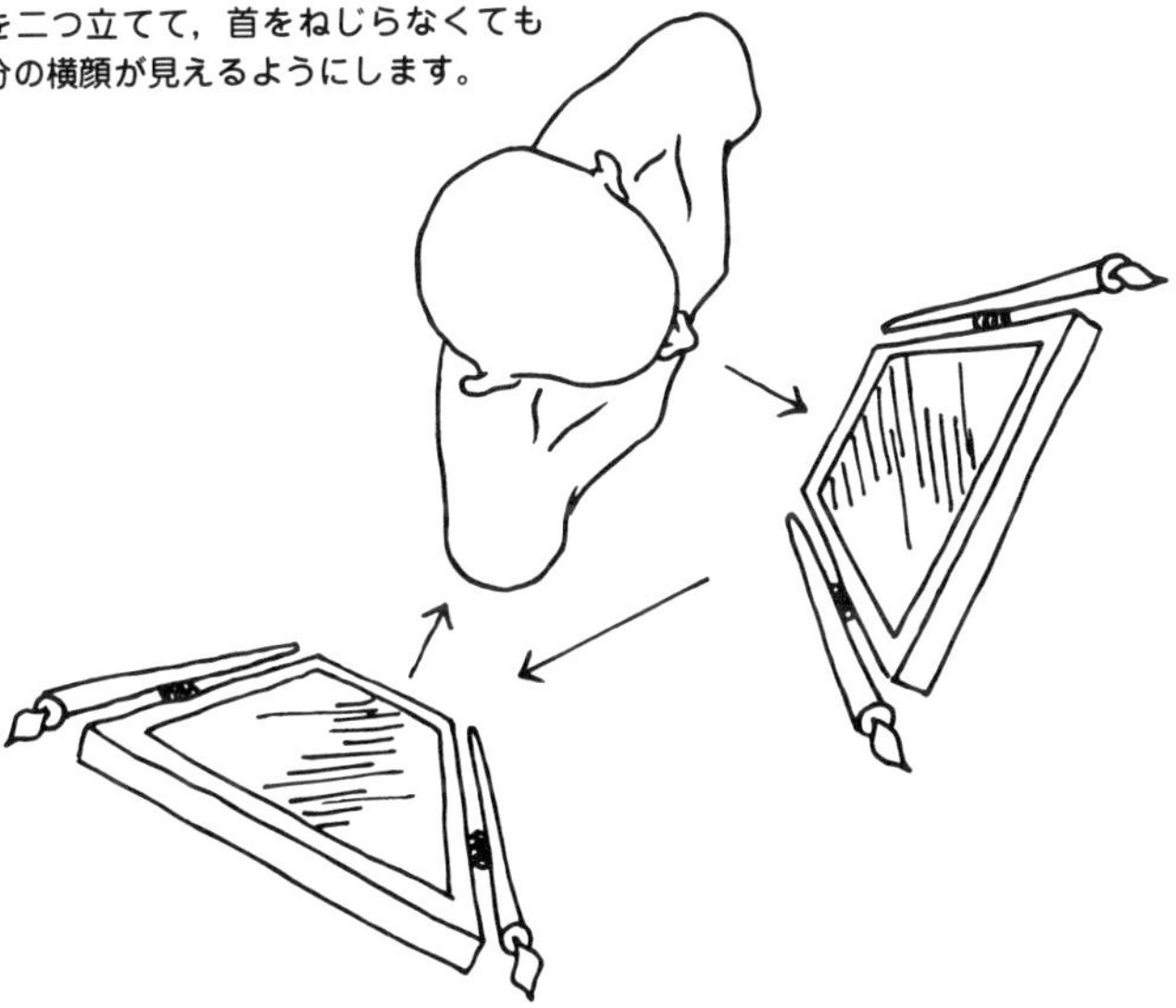

図17 鏡を二つ立てて，首をねじらなくても自分の横顔が見えるようにします。

から、まっすぐ立ち上がるということは、「だらけ」状態からはじまりますね。「だらけ」がなければ、まっすぐにする必要もありません、でしょう？ ということは、「だらけ」と、「まっすぐ」とは別物ではなくて、同一物の二つの側面、一枚のコインの裏と表のようなものです。コインの表があるためには、裏も同時に存在しなくてはなりません。片面だけのコインを想像できますか？ だらけと、まっすぐ、についても同じことがいえます。この二つはいつも共存している、一つのコインの二つの面です。

これらの実験の核心は、「だらけ」をまったくやめることとの学習ですから、まっすぐに立とうというアプローチは役に立たないのです。ですから自分の姿勢をなおす心配などはしないでください。いまのあるがままの自分でいてください。その感じとか見かけは好ましいものではないかもしれません。けれど、それが真実です。それを認めてください。

これらの実験ではあなたの日常的な普通の姿勢でいてください。

第一の方向性

この第一の動きの性質があきらかになりましたら、次の問題は、どのようにしたら頭の導きによってわたし自身が、図15のように、短くならずに、長くなるだろうか、ということです。アレクサンダーの答えは、第一の方向性といわれるものでした。

「首が楽になることを許せば、そうなることによって頭は前と上へいくことができる」（アレクサンダー）

わたしの先生のマージョリー・バーストーはこの指示全体を翻訳して、こういいました。「繊細に頭全体を前と上へ動かします」。このように「首が楽になることを許す」かわりに「繊細に」と置き換えました。このいい方をしたために彼女は、伝統的な考え方の先生たちと、大きな問題を引き起こしました。彼らの考えでは、このようないい方をすれば、ひとびとは「前と上へ」の方向性をしようとして首を硬くしてしまう、それは誤りだというのでした。マージには理由があってのことでしたし、わたしはそれに賛成でしたが、これはアレクサンダー教師がことばにずいぶんこだわることを示しますし、これには理由があるのです。あなたの考え方は、あなたの動き方です。アレクサンダー・ワークはあなたの動きについてよりも、あなたの考え方にかかわるものです。

はじめの短い文のなかには大変な量の情報が含まれています。最初の「首が楽になることを許せ……」

これは動きではありません。あなたの考えの重要な側面、その性質を、思い出させるためのものです。「あせった」考えは収縮を引き起こします。「繊細な」考えは筋肉を長くします。気持ちとか考えとかが身体の動きと別物だとは思わないでください。考えそのものが筋肉のふるまいです。

筋肉にできることといえば収縮しかありません。筋肉は長く「する」ことはできないのです。長くなるということは、筋肉が収縮を止めた結果として起こります。ですから「首が楽になることを許す」ことは、しようとしてできることではありません。それは何かをしないことの結果なのですから。第三章の図4をもう一度ごらんください。

ときにはアレクサンダー・ワークはあなたを混乱させます。今まであなたがやってきた協調作用とまったく反対のことをいうのですから。でも忍耐をもって記憶にとどめてほしいことは、方向性のどれをとってみても、しようとしてできることではありません。方向性とはあなたがやっていることを「妨げ」たり「止め」たりすることです。わからなければ第三章をもう一度読んでください。これですべてが左右されます。

次のことばへ進みましょう。

「……そうなることによって……」

首がらく、ということは、ぬいぐるみの人形みたいに頭をぶらぶらさせることだと思うひとたちがいます。アレクサンダー教師はそのようには思いません。「首がらく」ということは、「頭が前と上へいく」ことを許す状態なので、動的なものです。気が満ちて、釣り合いがとれています。ですから首がらくであれば、「そうなることによって」このような結果にいたります。

「首がらく」であることは、「緊張がない」ことではありません。緊張は必要です、それがなかったら、居眠りのときのように、がくんと落ちてしまいます。当然そうなることは、脊椎のてっぺんで頭がどのように釣り合いをとっているか**図18**をごらんになれば、わかります。

ほんとうの質問は「どのくらいの緊張?」ということになります。答えは「あなたの頭が後ろと下へ引き下げられない程度に」、ということになります。そこから察せられることは、つまり頭は前と上のほうにいくに違いありません。

次に第一の方向性の最後のことばです。

「頭は前と上へいくことができる」

アレクサンダーは「前と上へ」を発見しませんでした。彼が発見したのはそれの反対で、後ろと下でした。ですから「前と上へ」の説明は誘惑的ではありますが、そこからはじめないほうがよいのです。出発点は、アレクサンダーと同様に、それの正反対である「後ろと下」が実際に何であるかを発見することです。

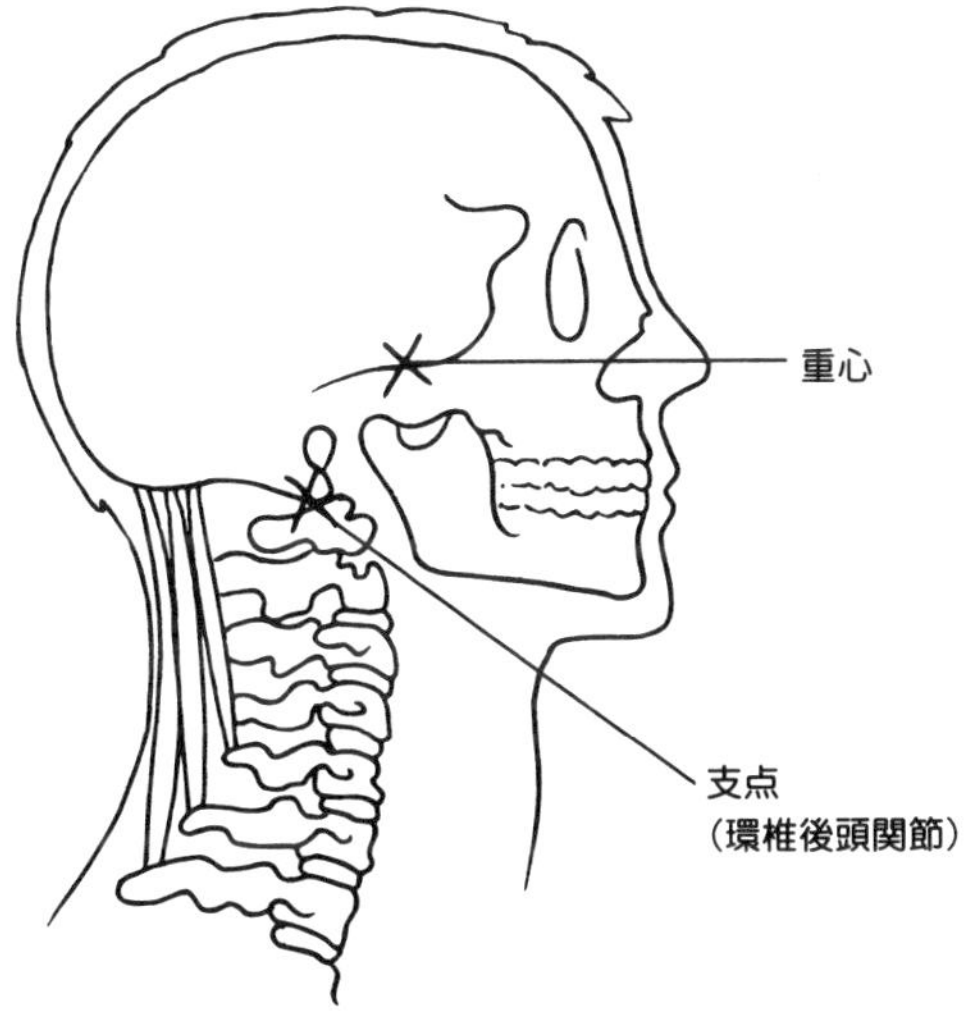

図 18　頭の中心，いわゆる重心は，頭と脊椎の接点（環椎後頭関節）よりも前にあります。この理由により，頭はいつも自然に前にむかって落ちていきます。

頭と首の動きを定義する

これらの「後ろと下へ」の頭と首の動きについての議論を明確にするために、これから使われる用語を定義しましょう。

最初に、ちょっとこの動きをしてみてください……あなたの頭だけでうなずいてみます。今、やってください。あなたは首も前へ曲げませんでした

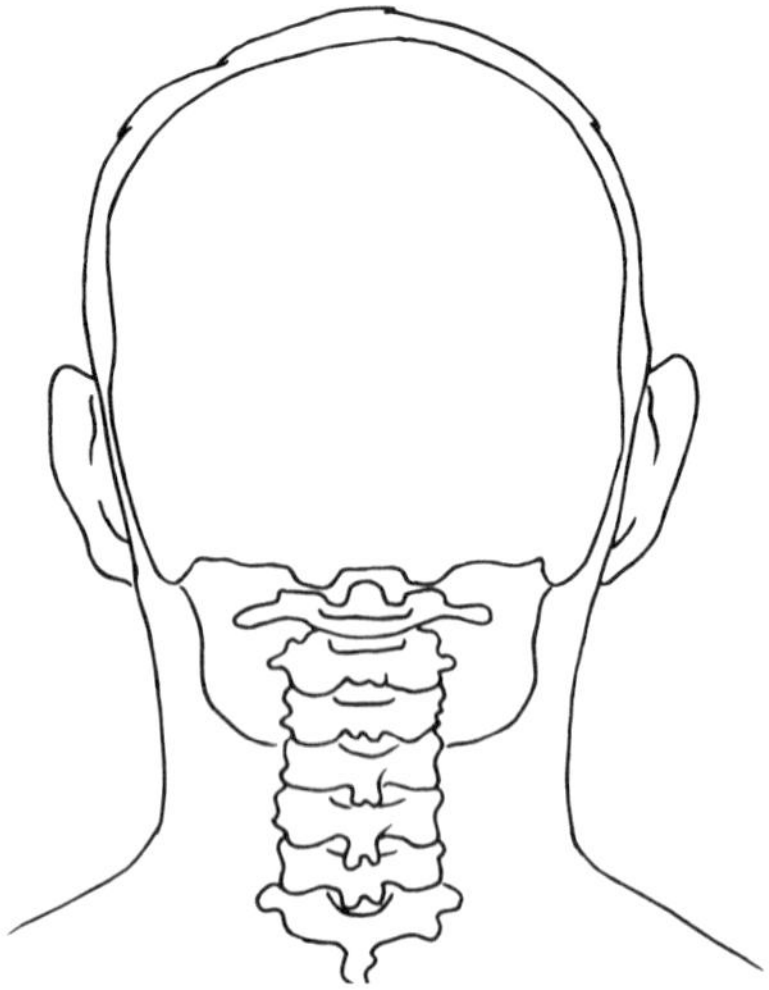

図19　脊椎はずっと上のほうまで来て，あごの後ろを通って，耳たぶの高さに達しています。

か？　九九パーセントまで答えは「はい、曲げました」ですね、わたしは頭だけと強調したんですが。これで何がわかりますか？　たいていのひとは頭と首をひとまとめにしています。運動を起こすための別々の要素として考えていません。ほんとうは脊椎のてっぺんは耳たぶの高さまで来ていることを**図19**でごらんください（図18も参照）。

今度は頭を前に傾けますが、例の頭・首の関節だけで動くように気をつけます。その関節は環椎後頭関節、あるいはアレクサンダー教師はしばしば「トップジョイント」と呼びます（図18）。その動きはとても小さく、ほとんどない、といえるほどです。もしも動きが大きいなと感じたら、鏡を見て、首も曲げていないかどうか、しらべてください。

図20、**図21**、**図22**を見てください。そこにはあなたの頭と首がおちいりやすい動き方が示してあります。わたしの表現では「頭が前へ」（図20ａ）、「頭が後ろへ」（図20ｂ）、「頭を引き込み」（図22ｃ）、「首が上へ」（図21ａ）、「首が下へ」（図21ｂ）となります。時間をとって、これらの用語が視覚的にわかるために、図解と鏡に映った自分の頭・首の関係をくらべながら、以下に述べる二つの実験をやってみて、なっとくし

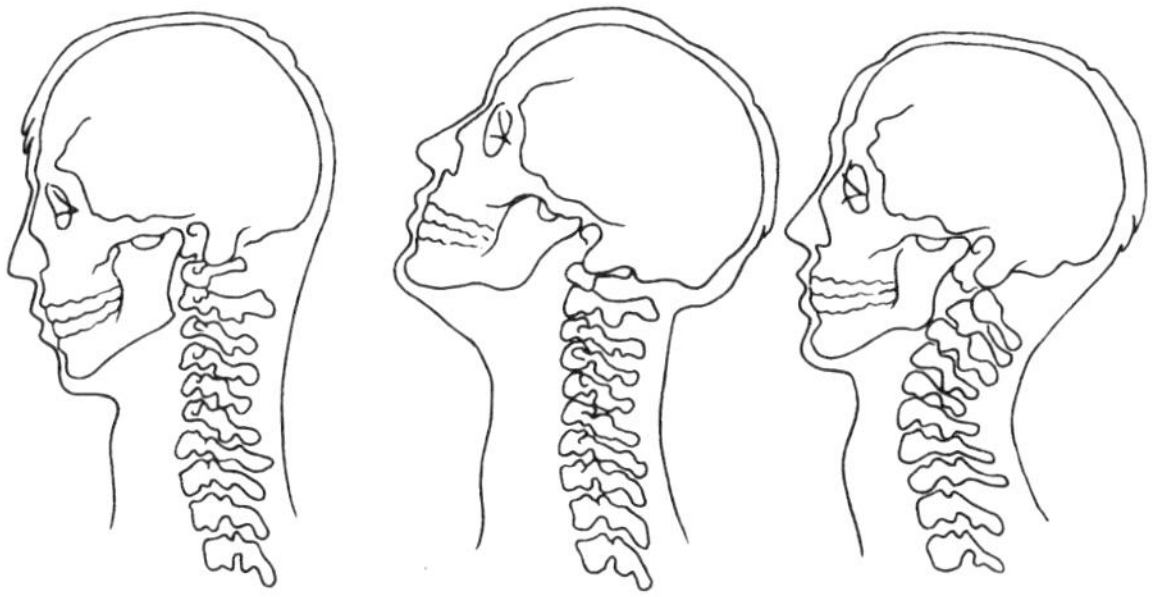

a　　　　b　　　　c

図 20　a：頭が前へ，首が上へ。b：頭が後ろへ，首が上へ。c：頭が後ろへ，首が下へ。

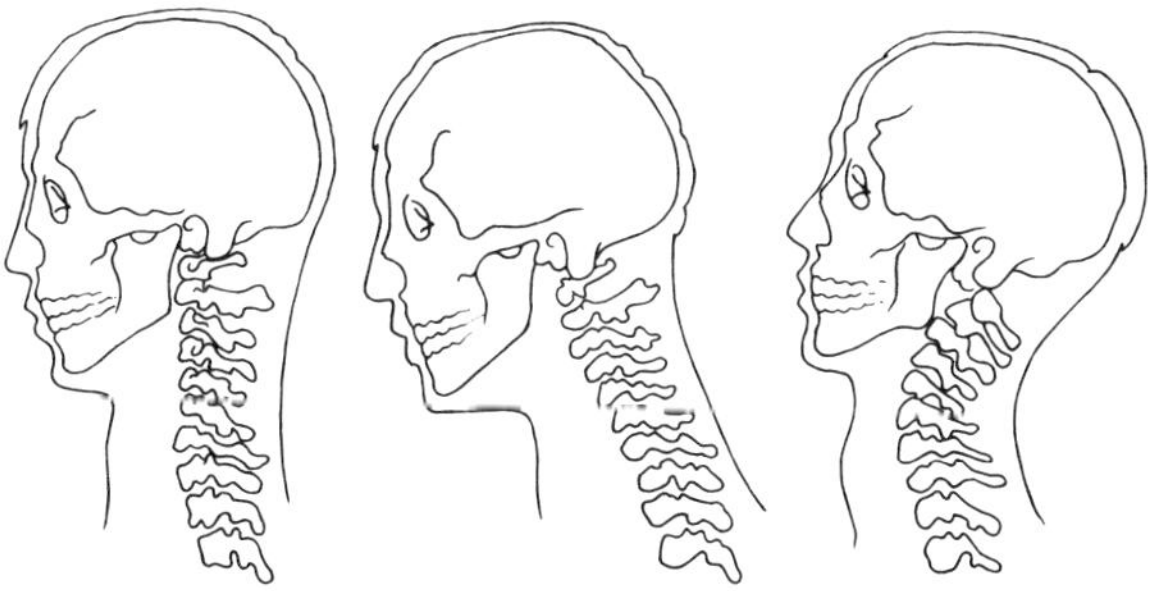

a　　　　b　　　　c

図 21　a：頭が前へ，首が上へ。b：頭が前へ，首が下へ。c：頭が後ろへ，首が下へ。

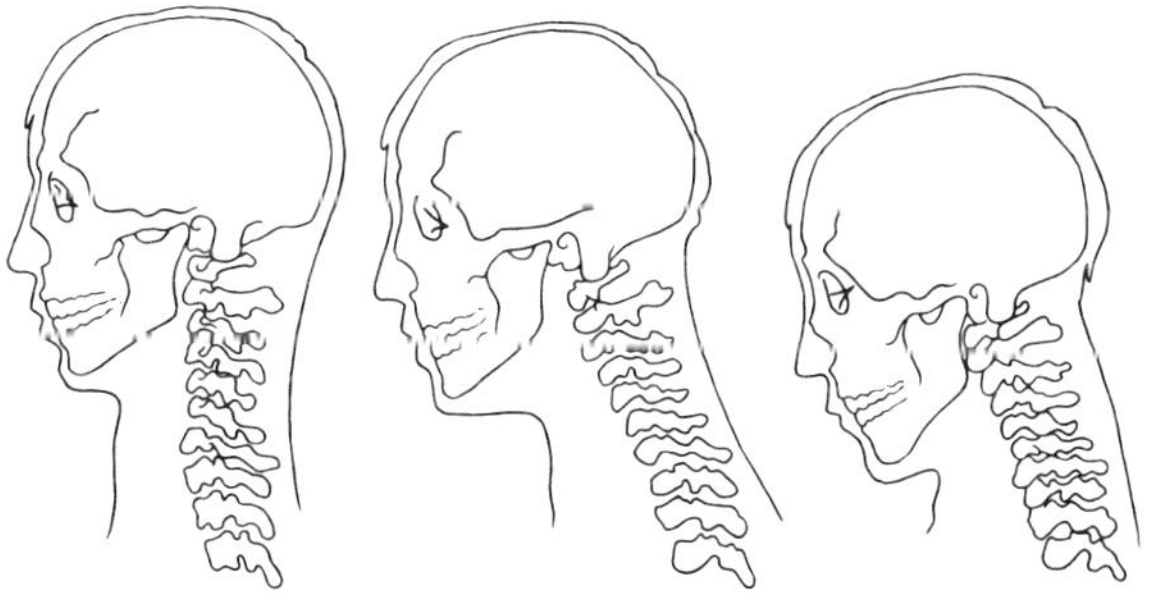

a　　　　b　　　　c

図 22　a：頭が前へ，首が上へ。b：頭が前へ，首が下へ。c：頭を引き込み，首が下へ。

てください（わかりやすくするために、左右の回転には触れませんでしたが、それらの動きも起こってきます）。

実験1　「後ろと下へ」を見つける

最初にもどって「準備としての立ち方」を読みなおし、実験をはじめる前に、その指示通りにします。まず、見ます。頭が動いていますか？　するとあなたは「いいえ、動いていません」といいます。それは違います。動いているのです。もっと注意深く見てごらんなさい。忍耐強く見続けていると、やがて、見えてきます。「ほんとうだ、わたしの頭はちょっと動いている」。これであなたは自分の動きを観察する準備ができました。

何か言ってみてください。そしてあなたの頭はどこへ動きますか、見てください。この実験をくりかえし、くりかえし、くりかえし、少なくとも二十回か三十回くりかえします。あなたが何か話すたびに、ほとんど同じことをやっていることが確かに見えるまで、やり続けます。やるたびにちょっとずつ異なることもしていますが、ある一定のことは必ずやっています。なんだかわかりますか？　わかりませんね？　これでアレクサンダーが通り抜けなければならなかった経験があなたにもわかりますね。この時点ではアレクサンダー自身もほとんど何も見えなかったのです。

次にアレクサンダーがやったことは、このようなことでした。観察は続けながら、こんどは大声で「ハロー」とか叫びます。これを何回もやります。さあ、あなたの頭と首は何をやりましたか？　ずいぶんやりましたね？　この実験の最終部分は、話すことと叫ぶことの二つを比べてみます。またしても、くりかえし、くりかえし、何回もやりながら、何が異なるのだろうか、自分にたずねます。異なることはありますが、どのように異なりますか？　毎回あなたの頭と首をどのように動かしましたか？　この実験は数セッションやることが必要です。訓練は必要であるとアレクサンダーがいいましたね。

しつこくこれらの実験を忍耐強く、話すと叫ぶの両方をくりかえして、ついにはあなたが頭と首で何をしているかがわかるようになります。たいていの場合、あなたがこの実験で観察することは、頭を後ろへ引いて、アゴを上げて図20bのようにしながら、首を落として図21bのようにしています。これらを組み合わせた結果は頭が後ろと首が下へいき図20cのようになります。もしかしたら、まれな場合には、あなたは頭を引っ込ませながら首を下へいかせて図22cのようなことをしているかもしれません。

いつになったら頭を前と上へ動かすところに達するのかと気にしている読者もいるでしょうね。まだなのです。まずは、アレクサンダーと同様に、問題を理解しなくてはなりません。ということは、観察と学習にたっぷり時間をかけて、あなたが自分自身をどのように協調させているかを瞬間ごとに見えるようになることです。あなた自身の頭と首の動きがまったく透き通って見えるようになるまで研究します。アレクサンダーの方向性ということで、解決策を適用するより前に、今大切なことは、これらの動きがあなたのほかの協調作用に対してどのように連動しているかを分析することです。

第二の方向性

ここに第二の方向性が、第一の方向性につけ加えられます。①首がらくになることを許せば、そうなることによって頭は前と上へ行くことができる。②そうなることによってからだが長くなることができる……。

これらの方向性を理解することは、四つのボールを同時にお手玉するようなものです。あなたは一つのボールを見ています。そこへわたしはもう一つのボールも見るように、といいはじめます。だんだんややこしくなってきます。

そうなることによってからだが長くなることができる……。いままで首のことをやってきましたが、これからは「首」だけを切り離して考えてほしくないのです。首がやることは、あなたの胴体全体の動きとつながっています。立っているときには、首を下へ曲げることと釣り合いをとるために胴体を腰から反らせます、すると腰のカーブがきつくなりますから、尻を前へ突き出して**図23b**のようになります。

実験2 「短くなる」を見つける

「準備としての立ち方」からふたたびはじめます。図17にあるように鏡を準備します。最初の実験と同様に、まず見ることからはじめます。このときの誘惑は姿勢を「直そう」としたくなりますが、それには抵抗します。動かずに見ます。見ているとわかりますが、まったく動かずにいることはできません、不可能です。とても微妙ですが足元から前後に揺れたり円を描いて回ったりしています。

それを時間をかけて注意深く見ます。その動きに何かのパターンが見えませんか？　それは呼吸と関係あるのかな？　あるかもしれないし、ないかもしれません。それはあなただけにわかることです。忘れないでほしいのは、あなたは実験をしているのです。したがって何も期待しないことになっているのです。わたしは見えるはずのものをいいますけれど、この情報を確かめるのはあくまでもあなた自身です。何か特定のものを探そうとはしないでください。実際に起こっていることを見つけて、それがわたしのいうことと一致するか、しらべてください。

さて、かすかに揺れる動きに気づきましたら、それをもう少し注意深く分析します。たとえば、この動きは主として足首の関節で起こっているのだろうか？　もしかして胸郭と腰のあいだに何かの動きが認められないだろうか？　この動きは頭と首のバランスにどんな影響をするだろうか？　次のようなことが見つかるかもしれません。

胸郭と胴体の動き

立っているときの胸郭全体の動きを見てください。たぶんありそうなことは、あなたの胸郭全体は下へ屈んで、胴体上部は腰から後ろへ反っています。これら二つの考えを注意深く見てみます。

第一に、あなたの頭が後ろへいって首が下へいって図20cのようになっているかどうか、しらべます。そのようになっていましたら、胸郭の下向きの圧力は、**図23a**のように首が下へいく圧力の結果であることが感じられますか？　胸郭は、それの上にある首の力によって垂れ下がります。例のおなじみのだらけた屈みこみ状態で起こることです。ところが、それだけではないのです。

第二に、胸郭は腹に向けて落ちこみますが、後ろへ揺れたときに、胴体上部が腰のカーブから反って空間

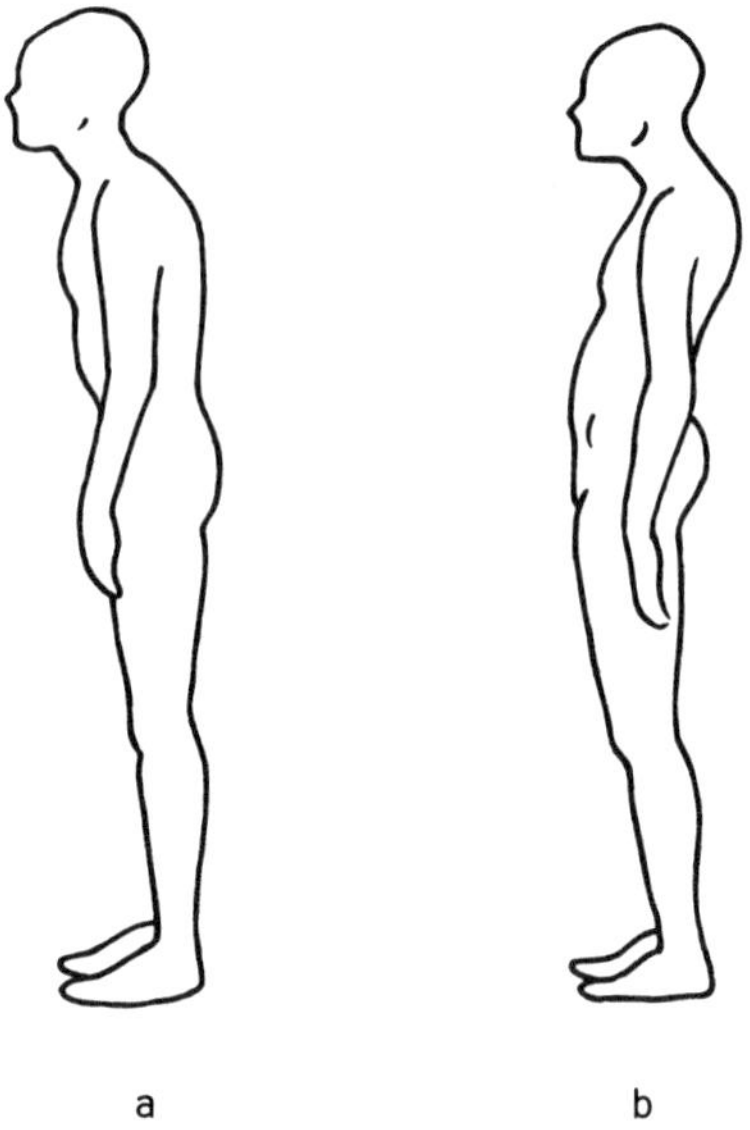

図23　aは首だけが下へ落ちこみ，胸郭も下へ屈んでいます。それに対してbは胴体上部が腰から後ろへ曲がり，骨盤を前へ突き出し，膝を後ろ向きに固めています。

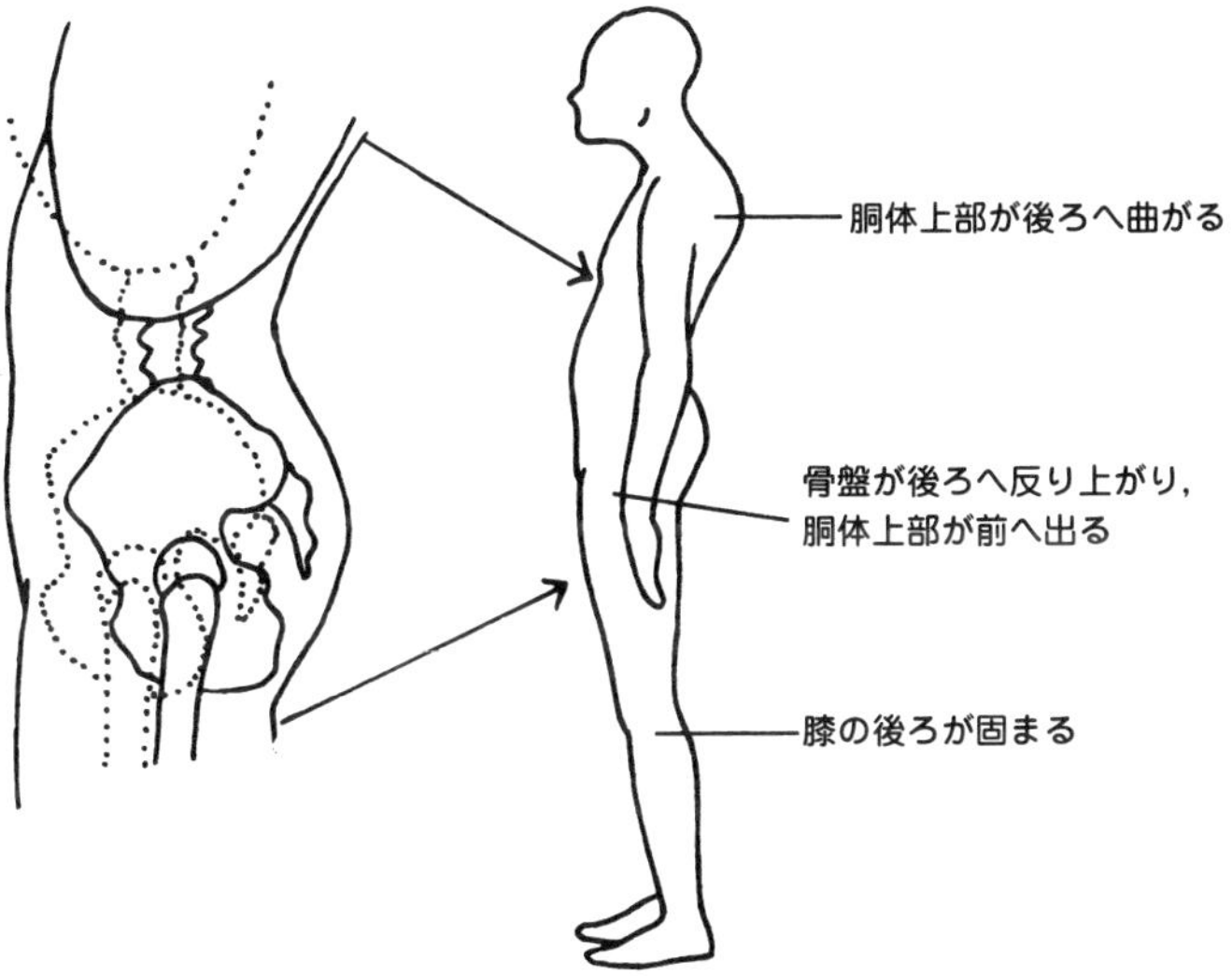

図24　腰のカーブは胴体上部の動きによって強調されます。胸郭とともに背中が後ろへ曲がると同時に骨盤が後ろへ反り上へあがります。両方とも最初の位置は点線で示してあります。

的に後ろへいっていることに気がつきますか？　もしもあなたが腰に圧迫や緊張を感じるとしたら、それは後ろへ揺れるほど強くなりませんか？　胴体上部の動きを見ながら、この緊張を感じてください。忍耐強く続ければ、はっきりとしたパターンが浮上してきます。

骨盤と脚の動き

今度は胴体をこのように揺らせる動きをしながら骨盤の動きをしらべます。あなたの胴体上部が腰のところから後ろへ曲がると、骨盤はどちらの方向に押し出されますか？　それは後ろに向かって反り、腰のカーブを強めますか？　骨盤全体が前へ動いて、胴体上部の後ろ向きの動きと釣り合いをとろうとしますか？　注意深くしらべると両方のことが、やりくりのために起こっています。

ひとつひとつを注意深く見てみましょう。**図24**をごらんください。

第一に、出発点から見ますと、点線のところからですが、あなたの骨盤はきっと後ろ向きに反って上へあがり、それによって腰のカーブがきつくなります。あなたの腰の、この凹面カーブは胸郭のせいでもあります。それの出発点は図に点線で示してあります。あなたの胴体上部全体が腰を起点として後ろへ曲がっています。これらの二つの動きがあわさって腰の凹みのカーブがきつくなりますから、必然的に、緊張が増し、痛みへの可能性が準備されます。

第二に、あなたの骨盤が空間的に上へいける（ように後ろと上へ反る）ことができるのは、足首のところで脚が前へ動くからです。あなたの体重は爪先のほうにかかりそうになります。が、そうはなりません、というのは、それに抵抗して、あなたは膝を後ろ向けに固めるからです。

時間をかけて、いままでにわたしが記述したことを（図24で全体像を見ながら）、自分自身の協調作用を観察し感覚しながら分析してください。確かめてください。ほんとうにそんなことやっているのかしら？忘れないでほしいのは、何か静止したものについて話しているのではなくて、継続的な、微妙な動きについて話しているのです。確かに、重かったり緊張したりを感じることはありますが、それをあなたの静止状態だとは思わないでください。緊張とは小さな動きの継続状態なので、観察可能なものです。それはこのうえなく微妙で繊細な内部でのダンスです。

これまでにあなたはずいぶん長いこと時間をかけて自分のなかのこういった動きを観察してきましたか

ら、これらの動きに対するアレクサンダーの対案の応用としての、最初の二つの方向性についての実験の用意ができました。ここまでのことが理解できなかったら、あせらずに、もう一度もどって、わたしが描いたパターンがはっきりするまで、あなたの協調作用を観察し続けてください。

これらがあまりにも微細で複雑に思えたとしたら、思い出してほしいのは前にわたしが忠告したことです。これらの実験はレッスンの代わりというよりは、レッスンを助けるものとして、より効果があるのです。とはいっても、熱心に、のめりこんで、あきらめず、根気よく、集中と興味をもって、先入観を排してやれば、ひとりでやっても得ることはたくさんあります。

2　方向性を応用する

実験3　「前へ」を経験する

鏡の前に立ちます。時間をかけて、第二番目の実験にあるように、やさしく流れてくる揺れる動きが感じられるまで待ちます。そして注意深く、前の二つの実験での分析をくりかえします。これをするのに、アレクサンダー自身は三つの段階に分けました。

①現在の使い方の状況を分析する。第一に、揺れながら、あなたの頭と首は何をしますか？　頭が後ろへいく動きがありますか？　あごが図20ｃにあるようにちょっと上向きになりませんか？　これが起こった場合、後ろへ揺れたときに首の緊張が増えるのが感じられますか？　感じられるとしたら、あなたの頭を後ろへひっぱる筋肉が硬くなっているわけです。あるいは、あなたの頭が図22ｃのように、引き込まれているように感じますか。この場合は動きよりは、位置の固定を感じます。少なくとも五分間は自分の協調作用を感じることに使って、自分の頭が脊椎のてっぺんに乗せられているか、はっきりしたイメージが浮かぶようにします。

今度は、頭が後ろへいく動きを感じながら、これのために下向きのプレッシャーが首にかけられ、図21ｂと図22ｃのように、あなたの首が下へ押しさげられているのを、感じませんか？　首が胸郭を押し下げ、胴体のなかへ屈み込ませているのを感じますか？

これらすべてに気づくことを続けながら、あなたの胴体上部の動き全部を空間的にたどります。それはときには後ろへ倒れて、腰を後ろへ反らさせることになりませんか？　ここであなたの呼吸の気づきをも含むようにすることが役に立ちます。締めつけられるような感じがありますか？　あなたがつくりだす緊張と動きが、呼吸の不自由さと関係あることが見分けられますか？

これらすべてをモニターし続けます。たえずこれらの状況にもどって、チェックし続けますと、最終的にはあなたの骨盤と脚の動きを感じるようになります。あなたの骨盤は後ろへ引き上げられていませんか？

それが腰の反りを強めていませんか？ それが胸郭の動き、そして首と背中と連動していることが感じられますか？ そしてあなたの胴体が空間的に後ろへ曲がる、すなわち腰が反ると、骨盤が前へ突き出すのを感じませんか？

最後に、これらすべての気づきを保ちながら、膝の動きに注意しましょう。膝の後ろでつっぱっていませんか？ いつそうなりますか？ それは全体的に下向きなパターンといっしょに起こりませんか？ 気をつけていると、骨盤が前へ突き出すと、膝が後ろ向きに固まりますね。

この動きのすべてを見ていくと、第二段階がわかってきます。アレクサンダーの表現では……。

②それにいたる手段を選ぶ（考え抜く）ことで、満足な使い方がもたらされるようにする。「それにいたる手段」とはもちろんアレクサンダーの方向性のことですが、それは使うごとに毎回必ずしもまったく同じではありません。なぜ？ なぜなら地図（あなたの方向性）は現地（あなたの協調作用）ではありません。アレクサンダーがこの第二段階で意図していることは、あなた自身が彼のいう方向性をあなたの特殊な協調作用に関連づけることです。アレクサンダーの方向性とは、すでに起こりつつあると認知されていることがらに対して反作用的にはたらく諸傾向のことです。もしあなたがそれぞれの瞬間において、あなた独自の協調作用に関連づけをしないならば、あなたはアレクサンダー・ロボットになってしまい、あなたの古い習慣のうえに、もうひとつの新しい習慣をかぶせるだけになってしまいます。

あなたの協調作用の諸性質がわかれば、これからほんとうに面白いことがはじまります。ここではアレクサンダーの第三と第四のステップが応用されます。

③これらの手段が効果を生むために必要な方向性を意識的に出すことです。はじめにあなたの「頭（首ではありません）を前に向けて」緩めることを、かすかに思います。このように頭が前に向けてかすかに緩むことは、頭が後ろへ向いて硬くなるのを感じたときにのみ、起こり得ます。これはタイミングの問題です。あなたの頭の後ろで緊張がちょっと増えたなと感じたときに――これは頭が後ろへいくときだけでなく、前へいくときにも起こりますが――頭が前に傾いてもいいように、首の筋肉を緩めることを思います。それをしながら、あごの下とか、喉を固めないことをチェックします。これが起こるのは頭を前へいかせようとして筋肉を緊張させてしまうからで、頭を後ろへ引いていた筋肉を緩めそこなっています。

このように「頭が前へ」向かって緩むことを首の筋肉を楽にしながら、続けます。そのたびに解放する余地が増えてきます。矛盾するようですが、「頭が前へ」緩めば緩むほど、後ろ向きの緊張を感じやすくなります。決して同じことが二回続けて起こることはありません。ですからあなたの頭が後ろへいく感じとの「関係において」、前へと緩めていくことが絶対必要なのです。というわけで、わたしはまず長々とほかに何もしないで、ただあなたの協調作用のパターンになじむようにガイドしてきました。またこの理由によりアレクサンダーの仕事が、ほかの「姿勢を良くする」テクニークと大変に異なっているのです。あなたは新しいものは何も学習しません。すでにあなたがやっていることを脱学習するのです。

「学習するかわりに脱学習する考えで来るようになれば、そのひとたちは好ましい精神構造にあるといえる」（アレクサンダー）

いまの小さな実験でさえ、繊細に精密に行なわれれば、あなたのからだ全体の動きのパターンが微妙に向上してくるでしょう。息苦しさが減り、腰へのプレッシャーが減り、立つことがそれほど大変でなくなります。もしそれが感じられないならば、もう一度もどって、もっと注意深く観察し、この実験をくりかえしますと、ついには頭を前へ、ほんのちょっと緩めるだけで、動きの全パターンに影響することが感じられるようになります。ねばれば、もとがとれます。功を急いではいけません。

「前と上」を復習する

これらの実験のために必要なことは「前と上」をはっきり定義することと、これがあなた自身の頭・首の動きにどうあらわれるかということです。「前へ」とはあなたの頭の動きを指します。頭の動きだけですよ。首が下へいってほしくはありません。もしその動きをすれば、つまり首が下へいって、図22cにあるように、日本式のおじぎをするかっこうになります。事実として「頭が前へ」いくことはすべて、図20bのように頭が後ろへいくことを防ぐことになるのです。「頭が水平」といってもよいかもしれません。あなたの頭が後ろへ行っていないのなら、頭が前へ行くことを考える理由もありません。なぜなら頭はすでに前へ行っているのですから。

「上」はあなたの首とからだ全体を指します。図21bのように「首を下へ」ひっぱる筋肉は百以上ありますが、これらの筋肉を緩めることでしか、図21aのように「首が上」へいくことはできません。斜角筋《しゃかくきん》と胸鎖乳突筋《きょうさにゅうとつきん》の存在（**図25**）を認知し、あなたの首が「上へ」と緩んでいくためには、それらの筋肉が長くならなくてはならないことを知っておくことが、次の実験へ進む前に必要です。

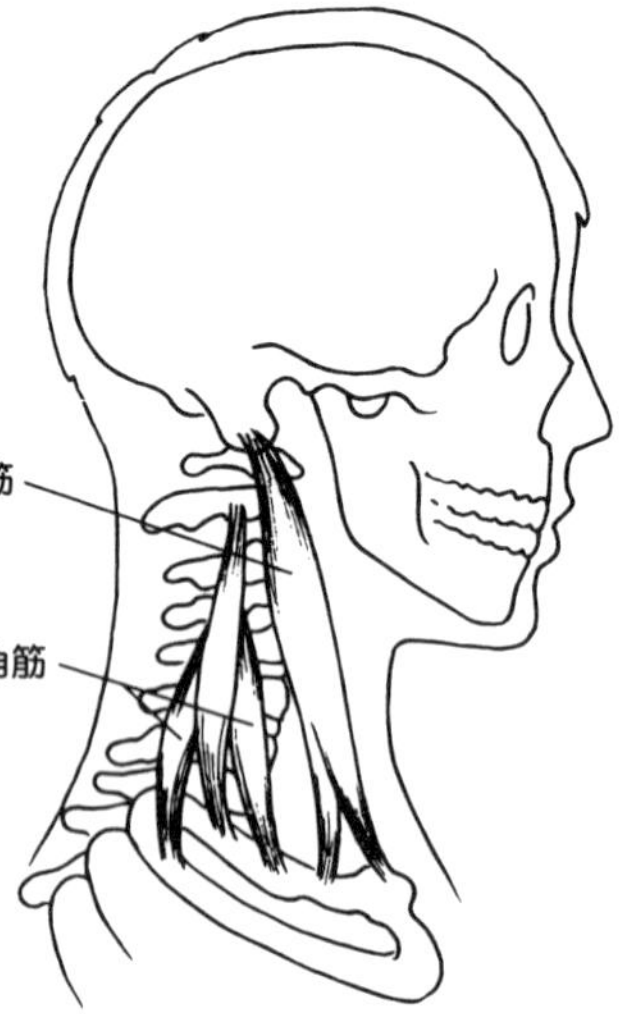

図25　斜角筋と胸鎖乳突筋の動きが組み合わさって，あなたの首が引き下げられたり，緩んで上へあがったりします。

実験4　「前と上」を経験する

あなたの「頭が前へ」傾くことに気づきながら、前と下へ向かうプレッシャーが「首を下へ」図22bのように動かす結果になることに気づきましょう。そのプレッシャーを解放するのに首の緊張を減らし図20aにあるように「首が上へ」いくようにできますか？　これがわかるには気が遠くなるほどの時間がかかるかもしれません。首が「上へ」（同時に後ろへ）いくように見せるのはかんたんです、首を緊張させればよいのですから、だれにでもできます。しかしここでのポイントは上へいくと思うことによって緊張の感じが減るような仕方ができるか実験することです。カギになることは、たえず「頭が前へ」向かいながら、「首が上へ」いくように緩めるように実験します。わたしの先生のマージはいいました。

「このワークをするには自分に正直でなくてはなりません」（マージョリー・バーストー）

この実験は彼女のことばを集約的に示します。うまくやろうと一所懸命になりますと、自分自身をだまして首の緊張など増えていないと思い込みがちになるものです。あなたの首が楽に動きやすくなることが、あなたの実験の指導原理です。これがほんのちょっとでもできないうちは一歩も先へいけません。このことがわかるためには何カ月もかかるかもしれません。それと反対に、これが一瞬のうちに起こることもあります。ひとはそれぞれ異なります。生徒を次々に教えていても、ひとりのひとと次のひとでは、これがかんたんに起こるかどうか、わからないのです。

うまくいくためには創造的になる必要があります。いくつかのヒントをさしあげましょう。

第一に、自分のからだのこの部分の筋肉組織に慣れ親しんでおくこと。首と上胸部のあいだを通るおもな筋肉群があり、そのうちのいくつかは図25にあります。この筋肉群が長くなってほしいのです。第二に、筋肉が長くなるということは、することを減らすわけですが、緩みきってしまうわけではありません。第三に、繊細に長くなるということは、首が緩んで胸郭から離れるだけではなくて胸郭も緩んで首から離れていきます。これらの二つの方向性があわさって、胸と首のあいだのスペースが開いていきます。
これらの方向性によって、後ろに倒れそうになったら、先へ進む準備ができたということです。

実験5 「前と上と長くなること」を経験する

もしもあなたが「典型的押し下げ」クラブのメンバー（図23ｂ参照）だとしたら、後ろへ倒れる理由は、あなたの胴体上部が後ろへ曲がっているからです。それは首が前に落ちないためにしていたことですが、もはや首がそうではなくなったために、胴体が取り残されてしまったのです。というわけで、あなたは後ろへ倒れます。

これは有益な現象です、というのはこれが起こらないとしたら、あなたは次の方向性について考えなくてもよい（という、ありそうもない）ことなのかもしれませんし、あるいはすっ飛ばしすぎているので、前へもどって、実験４に詳述してある方向性でもっと遊んでみる必要があります。

というわけで、あなたは首と頭の緊張に対して反作用的に、「頭が前」と「首が上」（第一の方向性の二要素）へ緩むにまかせながら、第二の方向性を追加して胴体全体が空間的に前へ動きます（図15ｂ）。

この時点で鏡を二つ使うことが必須になります（図17）。これら二つの方向性が同時に成功したら、ここで成功というのは緊張が減り、呼吸が楽になり、からだが長く軽く楽に感じられることですが、あなたは前に傾いているとか、お尻を後ろに突き出しているとかいう気がするでしょう。

あなたの胴体が前向きに緩んだことで、「頭が前」と「首が上」に向かいながら、その結果として骨盤の前向きの動きが妨げられ、お尻が空間的にちょっと後ろへいかされます。このために印象としては、お尻が後ろへ突き出し、あなたが前へ傾いている気がします。ある程度までその通りで、立ち方としては、上体があなたの習慣よりは前にいき、あなたの腰はいつもほど前にいっていません。しかし鏡を注意深く見てみたら実際は、あなたはまっすぐに上へいっています。全然前に傾いてはいません。

もしもあなたが前に傾いていたなら、どこかで間違ったのに違いありません。もとの実験をやりなおして、間違いの瞬間をみつけてください。アレクサンダーはこのようにして自分のやったことをたどりなおすことを、数え切れないほどくりかえしました。

アレクサンダーのどうどうめぐり

これら二つの方向性をあたえるということは、あなたは今や複数のボールでお手玉することになりますが、どのボールが一番目ですか？　アレクサンダーの答えはこんな表現でした。「次々と、全部いっしょに」。これは方向性の出し方についてのどうどうめぐりです。いままでわたしは注意深くあなたが混乱しないように気をつけてきました。それはこういうことです。あなたの胴体上部が楽に前へいくには、上へと長くなりながら頭が前へ向かいます、しかしながら、あなたの頭が前へいくためには胴体上部が前向きに緩みながら上へ長くなります。第二の方向性の活性化は、第一の方向性をも活性化させながらだと、容易にできます。しかし両方を同時に活性化させないかぎり、どちらかひとつだけを実感するのは困難です。

この時点までに、あなたが前と上と思っていたことは、たぶん前と上ではなかったかもしれません。実際、前と上は、もしあなたがこれらの実験を正確に行なっていたとしたら、二度と同じに感じることは絶対にありません。わたしの先生のマージはいつもくりかえしていました。

「二度と同じに感じることはあり得ない。自分の感じを覚えようとしたら、あなたは絶対に変わらない」（マージョリー・バーストー）

すべての方向性はこのようにはたらきます。ひとつひとつが次へ向かいますから、全体は部分をあわせたよりも大きいのです。複数の方向性が次々と同時に起こることで、統合が行なわれます。第一の方向性は第二を起こすためですが、次にすぐに第一と第二を同時に出して、第三を起こさせます、というふうに続くのです。アレクサンダーはこの過程をあらわすのに「動きながら考える」といいました。彼の主張によれば、

「……だれでも目的を達成しようとしながら、それを忠実に実行すれば、いわゆる『考える』ということにおいて新しい経験を獲得しつつあることがわかるだろう」（アレクサンダー）

アレクサンダーは何年も何年もかかって、これらすべての方向性が協調することを理解しましたが、あな

たはこれをたった数分間のあいだに先生の手のたくみなガイドで経験することができます。これらの実験において、あなたが方向性を相互に関係づけることができないならば、成果はありません。幸いなことに、あなたは方向性を組み合わせることで解放の強力な経験を生じさせることができます。まずは小さな解放からはじめなくてはならないかもしれませんが、その規模は拡大され、やがては壮大な魔法のように感じられるようになります。

次は何?

わたしが全然議論しないできた分野は腕と肩の関係でした。それらは実際にあなたの協調作用にとっては同じものです。いくらかの情報は第六章の「あなたの左右の腕肩を比べてみます」にあります。

肩・腕はアレクサンダーのいう「幅がでる」ことの達成にとって決定的に重要です。しかし正直いって、この主題の意味をわからせるためには、もう一冊の本が必要です。組み合わせる要素が増えれば増えるほど、複雑性が高まり、ことばでは言い尽くせなくなります。たとえば、肩を緩めるには肩を落とさねばならないと思い込んでいることが最大の困難を引き起こすことを、どうやって説明したらいいでしょう? それがしばしば硬直化のはじまりなのですが。

緩むには、たいていの肩は上へいく必要があります、下ではありません。しかし普通に思われているような仕方で上へいくのではありません。絶対に、いかなる緊張もなしに、「後ろへ引く」のでもなければ、

「持ち上げる」のでもありません。ある意味では肩は下の端から緩みが上へと、滑るというか浮き上がるのです。しかしその緩みが理解されるには、わたしたちの頭・首・胴体の誤用の習慣との関係においてなのです。そこで見つけたものと、自分で見つけた肩や腕がしていることと、そのほか数えきれないことがらの組みあわせから起こることなのです。ひとはそれぞれ異なりますから、これらすべての場合をことばで言い尽くすことは不可能です。

ここには方向性が四つありますが、わたしは最初の二つだけを分析してみただけです。四つを全部言いますと、①首が楽になるにまかせると頭が前と上へいき、②からだが長くなり、③幅が広がり、④膝と膝が離れながら前へいきます。

それに続いて、可能性としては何百という第二次的方向性に入りこむことができます。偉大な芸術形式がそうであるように、あなたが発展させ得る技術に限界はありません。

この本は入門書です。いままでのわたしの説明とレッスンを組み合わせれば何年間もあなたは続けることができます。このプログラムをやり通した読者は新しい洞察を生む能力を発展させるでしょうから、最後の二つの方向性についての情報がなくても、続けていきます。アレクサンダー・ワークは旅とか探検のようなもので、まったく新しい問題領域へ入っていきます。しらべればしらべるほど、その結果に励まされて、あなたは続けます。

アレクサンダー自身がそれをうまいこと表現しました。

「見ることができる地点に達したら、ずいぶんのことが見えてくる。経験それ自体が養分となって、次の経験へと進む」（アレクサンダー）

28）ペドロ・デ・アルカンタラ『音楽家のためのアレクサンダー・テクニーク入門』小野ひとみ監訳，春秋社，2009 年
29）Pedro de Alcantara, *Indirect Procedures: A Musician's Guide to the Alexander Technique*, Oxford University Press, 1996
30）M・ボーク／A・シールズ『ランニングを極める――アレクサンダー・テクニークで走りの感性をみがく』小野ひとみ監訳，春秋社，2009 年
31）Malcolm Balk and Andrew Shields, *Master the Art of Running*, Collins & Brown, 2006
32）バジル・クリッツァー『吹奏楽指導者が心がけたい 9 つのこと』きゃたりうむ出版，2012 年
33）石井ゆりこ『実感！無駄な力がぬけてラクになる介護術――毎日の「からだの使い方」からはじめる』誠文堂新光社，2013 年
34）バジル・クリッツァー『吹奏楽部員のためのココロとカラダの相談室～今すぐできる・よくわかるアレクサンダー・テクニーク～楽器演奏編』学研パブリッシング，2013 年
35）バジル・クリッツァー『吹奏楽部員のためのココロとカラダの相談室～今すぐできる・よくわかるアレクサンダー・テクニーク～メンタルガイド編』学研パブリッシング，2013 年
36）バジル・クリッツァー『管楽器がうまくなるメンタルガイドブック』きゃたりうむ出版，2013 年
37）バジル・クリッツァー『吹奏楽部員のためのココロとカラダの相談室～今すぐできる・よくわかるアレクサンダー・テクニーク～吹奏楽指導編』学研パブリッシング，2014 年
38）バジル・クリッツァー『徹底自己肯定楽器練習法』きゃたりうむ出版，2014 年
39）石井ゆりこ『演奏者のためのはじめてのアレクサンダー・テクニーク』ヤマハミュージックメディア，2014 年

1）W・バーロウ『アレクサンダー・テクニーク』伊東博訳，誠信書房，1989年
2）Wilfred Barlow, *The Alexander Principle*, London, Gollancz, 1973
3）L・ウェストフェルト『アレクサンダーと私』片桐ユズル他訳，壮神社，1992年
4）Lurie Westfeldt, F. Matthias Alexander: *The Man and his Work,* Centerline Press, 1986
5）B・コナブル／W・コナブル『アレクサンダー・テクニークの学び方』片桐ユズル・小山千栄訳，誠信書房，1997年
6）Barbara Conable and William Conable, *How to Learn the Alexander Technique,* Andover Press, 1991
7）M・ゲルブ『ボディ・ラーニング』片桐ユズル・小山千栄訳，誠信書房，1999年
8）Michael Gelb, *Body Learning: An Introduction to the Alexander Technique,* Aurum Press, 1981
9）D・キャプラン『アレクサンダー・テクニークにできること』芳野香・和田実恵子訳，誠信書房，1999年
10）Deborah Caplan, *Back Trouble: A New Approach to Prevention and Recovery,* Triad Publishing Company, 1987
11）G・パーク『アレクサンダー・テクニークによる変容の術』片桐ユズル・小山千栄訳，新水社，1999年
12）Glen Park, *The Art of Changing,* Ashgrove Press, 1989
13）B・コナブル『音楽家ならだれでも知っておきたい「からだ」のこと』片桐ユズル・小野ひとみ訳，誠信書房，2000年
14）Barbara Conable, *What Every Musician Needs to Know about the Body,* Andover Press, 1998
15）芳野香『アレクサンダー・テクニックの使い方：「リアリティ」を読み解く』誠信書房，2003年
16）B・コナブル『音楽家ならだれでも知っておきたい「呼吸」のこと』小野ひとみ訳，誠信書房，2004年
17）Barbara Conable, *The Structures and Movement of Breathing,* GIA Publications, 2000
18）G・マクドナルド『図解アレクサンダー・テクニーク』片桐ユズル監訳，産調出版，2004年
19）Glynn Macdonald, *Illustrated Elements of Alexander Technique*, Harper Collins, 2002
20）S・バーカー『アレクサンダー・テクニーク入門：能力を出しきるからだの使い方』北山耕平訳，ビイング・ネット・プレス，2006年
21）Sara Barker, *The Alexander Technique; The Revolutionary Way to Use Your Body for Total Energy,* Bantam Books, 1978
22）T・マーク『ピアニストならだれでも知っておきたい「からだ」のこと』小野ひとみ訳，春秋社，2006年
23）Thomas Marks, et al, *What Every Pianist Should Know about the Body*, GIA Publications, 2003
24）谷村英司『からだを解き放つアレクサンダー・テクニーク』地湧社，2007年
25）P. グルンワルド『アイ・ボディ』片桐ユズル訳，誠信書房，2008年
26）Peter Grunwald, *Eyebody : The Art of Integrating Eye, Brain and Body*, 2nd ed., Condevis Publishing, 2008
27）小野ひとみ『アレクサンダー・テクニーク』春秋社，2007年

名　称	住所・連絡先
Alexander Technique International（ATI）	1692 Massachusetts Avenue, 3rd Floor, Cambridge, MA 02138, U.S.A. Tel: +1（617）497 5151　Fax: +1（617）497 2615 http://www.ati-net.com/
Society for the Teachers of the Alexander Technique（STAT）	1st Floor, Linton House 39-51 Highgate Road, London, NW5 1RS Tel: +44 0845 230 7828　Fax: +44（020）7284 5435 http://www.stat.org.uk
BODY CHANCE（旧 ATA）	〒153-0064 東京都目黒区下目黒 2 - 21 - 28 セントヒルズ目黒 10F（代表：ジェレミー・チャンス） Tel: 0120-844-882　Fax: 03-5436-5045 http://www.alexandertechnique.co.jp
アマックコーポレーション	〒659-0072 兵庫県芦屋市川西町 2 - 12（代表：小野ひとみ） Tel: 0797-34-3451　Fax: 0797-34-3452 http://www.amac.co.jp
アレクサンダー・アライアンス京都	〒606-8181 京都市左京区一乗寺地蔵本町 34 - 2 ファミールメゾンたけはし 1B（代表：新海みどり） Tel/Fax: 075-723-5433 http://www.alexanderalliancejp-kk.com
アレクサンダー・アライアンス東京	〒142-0041 東京都品川区戸越 6 丁目 18 - 1（代表：石坪佐季子） Tel/Fax: 03-3787-1880 http://www.rollingearth.org/
アレクサンダーテクニークジャパン	〒464-0075 名古屋市千種区内山 3 - 25 - 6 千種ターミナルビル 901 号室（代表：ウィリアム・ブレナー） Tel/Fax: 052-733-9271 http://www.atjapan.jp/
アレクサンダー・テクニック・センター・スタジオ K	〒604-8136 京都市中京区梅忠町 20 - 1 - 708（代表：芳野香） Tel/Fax: 075-251-0533 http://homepage2.nifty.com/studioK
JSTAT	〒607-8344 京都市山科区西野大手先町 5 - 10（代表：ルーカス・ロレンツィ） Tel: 075-582-6780　Fax: 075-582-6782 http://www.jstat.jp
日本アレクサンダー・テクニーク協会（JATS）	〒603-8035 京都市北区上賀茂朝露ケ原町 16 フォルム上賀茂 202（代表：片桐ユズル） Tel/Fax: 075-712-1951 http://www.alextech.net
日本アレクサンダー・テクニーク研究会	〒630-0257 奈良県生駒市元町 1 - 8 - 1（代表：谷村英司） Tel/Fax: 0743-73-2957 http://www.kokusai-yoga.net/Japan_Alexander_Technique_Center

訳者あとがき

この本は、Jeremy Chance, *Principles of the Alexander Technique*〈Thorsons, 1998〉を訳したものですが、日本版への序文にあるように大幅に改変し、増補がなされています。

アレクサンダー・テクニークは心身の不必要な緊張に気づき、これをやめていくことを学習します。これはF・M・アレクサンダー（一八六九〜一九五五）の発見にもとづいていますが、多くの情報は先生の手をとおして伝えられるために、本をとおしたり、ひとりで学ぶことは非常に困難とされてきました。

この困難な仕事をあえておこなったジェレミー・チャンスは、一九八三年にオーストラリアではじめてのアレクサンダー教師養成学校をはじめ、一九九二年から十年間にわたる『ディレクション』誌の編集発行によりアレクサンダー・ワールドの国際的交流に大きく貢献しました。そのときの人脈を生かし、世界最高級の先生方を日本へ招き、一九九九年以来ATAアレクサンダー・テクニーク・アソシエイツで教師養成と一般向けワークショップをつづけています。彼はアレクサンダー・テクニークの教え方について、いままでの教師中心から生徒中心へのパラダイム・シフトを提唱しています。この本もその一環として考えられます。

とはいえ学習者が自分で責任をとるということは、それほどかんたんなことではありません。「プリンの味は食べてみないとわからない」という英語のことわざがあります。プリンはお店へ行けば売っていますから、それを買って食べれば味わうことができます。アレクサンダー・テクニークは先生のところへ行ってレッスンをうければ体験することができます。しかし近くにお店もないし、先生もいないとしたらどうですか。この本にはプリンを自分で作る方法が書いてあります。

普通のレシピでしたら、材料は何と何を買って、それを混ぜあわせて、どうのこうのということが書いてありますが、アレクサンダー・プリンは新しい材料は買いません。まず自分という原材料がボンとあって、そこから不純物を取り除いて、取り除いていくと、おいしい、おいしいプリンが残ります。アレクサンダー教師になるためには普通このプロセスに一六〇〇時間かけます。ですから、この本を、読み終わるのではなくて、やり終えるのに、どれほど時間がかかってもふしぎはないのです。まして先生の手による助けもなしの独学ですから、どうぞ、ゆっくりと自分自身にたっぷり時間の贈り物をしてあげてください。

もし自分で作ってみたプリンがこれでよいのだろうか知りたいときには、先生のレッスンでお試しになってください。またプリンの作り方を知ることで、レッスンで味わうプリンがもっともっとおいしくなることはうけあいです。

わたしたちの神経が感知して脳に送りこむ情報の量は一秒間に何億だか莫大なものですが、そのうちの一部だけが感覚として認知されます。ふつうに五つあるといわれている感覚は主として外界の情報をあつかいますが、自分のなかから来る第六番目の感覚情報に注意が向けられることは少ないのです。アレクサンダー・テクニークはこの未開拓の宝庫である内感覚に気づこうという試みです。この分野はほとんど未踏の地です。外部感覚の世界とは異なって人通りがすくなく道は踏み固められていませんから、言語化されることがほとんどありませんでした。したがって、この地を旅するひとたちは手探りしながら、自分のことばをここかしこに道しるべのように置きながら進んできました。アレクサンダーがロンドンに来てから百年、亡くなってから五十年たって、説明の方法もかなり見えてはきましたが、高速道路をすっとばす旅ではありません。つまり読者のみなさんには不慣れな言語につきあっていただき、できればあなた自身の言語におきかえる作業をたのしみながら、お読みいただければ、さいわいです。

翻訳にあたり第一章、第二章をジャルダーラ・チャンス、第七章を安田毅、そして校正については赤沢いずみのみなさんの御協力をいただきました。ここに感謝いたします。

二〇〇六年四月

片桐　ユズル

タ行

ナ行

ハ行

事項索引

人名索引

著者紹介

ジェレミー・チャンス
Jeremy　Chance

ジェレミー・チャンス（1955-　）は，1979年にロンドンでアレクサンダー教師の資格をとって以来，教師として多様な経歴をもちました。出身地オーストラリアでは二つの教師養成学校をはじめ，AUSTAT（オーストラリア・アレクサンダー教師協会）の設立にも努力しました。

俳優でもあったジェレミーは，イギリスやオーストラリアの公演芸術関係者とのかかわりも多く，NIDA，VCA，E 15やコンサーバトリウム・オブ・ミュージックなどで教えました。またヨーロッパ，アメリカ，アジアを広くまわって，アレクサンダー教師，訓練生，一般向けのワークショップをしてきました。一方で，15年間にわたり雑誌『ディレクション』を編集発行し，アレクサンダー・ワークの国際的交流と深化に貢献してきました。

1999年以来日本に定住し，BODY CHANCE（旧ATA）で教師養成と一般向けのワークショップをつづけています。2004年からは，イギリスUKATAでもワークショップをはじめています。

訳者紹介

片桐ユズル（かたぎり　ゆずる）

1931年　東京都に生まれる

1955年　早稲田大学大学院文学研究科修士課程修了

現　在　京都精華大学名誉教授，ATIアレクサンダー・テクニーク・インターナショナル公認教師

著訳書　『ほんやら洞の詩人たち』（晶文社，1979），フォン・アーバン『愛のヨガ』（翻訳，野草社，1982），オーソン・ビーン『オルゴン療法がわたしを変えた』（共訳，アニマ2001，1990），ウェストフェルト『アレクサンダーと私』（共訳，壮神社，1992），『アレクサンダー・テクニークの学び方——体の地図作り』（共訳，誠信書房，1997），『ボディ・ラーニング——わかりやすいアレクサンダー・テクニーク入門』（共訳，誠信書房，1999），グレン・パーク『アレクサンダー・テクニークによる変容の術』（共訳，新水社，1999），『音楽家ならだれもで知っておきたい「からだ」のこと——アレクサンダー・テクニークとボディ・マッピング』（共訳，誠信書房，2000）

ジェレミー・チャンス

ひとりでできるアレクサンダー・テクニーク

——心身の不必要な緊張をやめるために

2006年5月30日　第1刷発行

2015年3月10日　第6刷発行

訳　者　片　桐　ユズル

発行者　柴　田　敏　樹

印刷者　西　澤　道　祐

発行所　株式会社　誠　信　書　房

〒112-0012　東京都文京区大塚3-20-6

電話　03（3946）5666

http://www.seishinshobo.co.jp/

あづま堂印刷　イマキ製本所

Printed in Japan

ISBN4-414-41420-2 C1011

ボディ・ラーニング

M. ゲルブ著

片桐ユズル・小山千栄訳

●わかりやすいアレクサンダー・テクニーク入門　アレクサンダー・テクニークは，ボディ「からだ」をとりもどすだけでなく，わたしたちの気づきを深め，日常生活，職業生活，創造生活のあらゆる領域におけるラーニング「学習」の革命的方法であることを本書は明快に示します。文章と写真の組み合わせにより，左右両脳的に理解を深めていきます。

目　次

◇第Ⅰ部　アレクサンダー：生い立ちと発見
第１章　アレクサンダー：生い立ちと発見
◇第Ⅱ部　機能的概念
第２章　使い方と機能
第３章　そのひと全体
第４章　初原的調整作用
　　　　——プライマリー・コントロール
第５章　感覚的評価はあてにならない
第６章　抑制
第７章　方向性
第８章　目的と手順
◇第Ⅲ部　学習の仕方を学習する
第９章　潜在能力を生かす
第10章　自分の使い方に対する教育
第11章　ひとりで何ができるのでしょう
第12章　学習の仕方を学ぶためのさらなる冒険
◇第Ⅳ部　探求する精神
第13章　アレクサンダー・ワークと組織の変革
第14章　アレクサンダー・テクニークＱ＆Ａ
第15章　バランスのよい休息状態の手順
用語解説　文献紹介　注　役に立つ連絡先

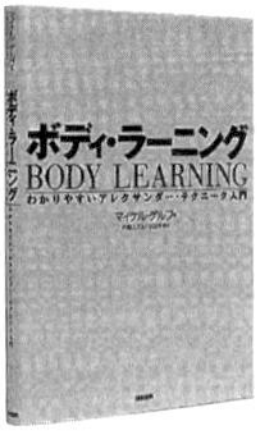

アレクサンダー・テクニークの学び方

B. コナブル・W. コナブル著

片桐ユズル・小山千栄訳

●体の地図作り　人間に備わっている生来のすばらしい能力を取り戻してくれるアレクサンダー・テクニーク。体についての誤った認識を正し（体の地図作り），気づきを高め，心身を自由にして柔軟性と調和を回復するためのマニュアル。

目　次

第１章　アレクサンダー・テクニークの勉強にようこそ
第２章　押し下げ
第３章　脊椎の法則
第４章　アレクサンダー・テクニークを学ぶために：ひとつのモデル
第５章　アレクサンダーの先生はどのように手を使うのか
第６章　あなたの筋感覚と，それをどのように使ってテクニークを学んでいくか
第７章　あなたの体の地図と，それをどのように修正するか
第８章　楽に呼吸する
第９章　アレクサンダーと話し方
第10章　それをやりながら，あなたの脳の地図を作りましょう
第11章　一般的な地図のまちがい
第12章　先生のために：生徒さんの地図の修正をどのように助けるか
第13章　あなたが運動訓練をするなら
第14章　眠りと休息
第15章　テクニークと一般的な不快感
第16章　舞台負けとアレクサンダー・テクニーク
第17章　あなたが虐待や暴力に苦しんだ人なら
第18章　アレクサンダー・テクニークと身体的テクニークとの関係
第19章　アレクサンダーの先生をどう選ぶか
付録Ⅰ　マッピングの起源と理論　付録Ⅱ　あなたが楽器演奏家なら　付録Ⅲ　あなたが歌手なら　付録Ⅳ　あなたがダンサーなら　付録Ⅴ　あなたが俳優なら　付録Ⅵ　おすすめする本

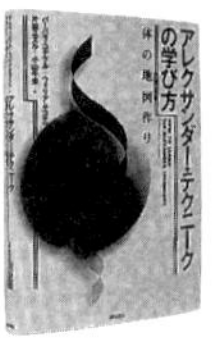